Lynda Aoudia

Imagiologia da anatomia da mama

Lynda Aoudia

Imagiologia da anatomia da mama

ScienciaScripts

Imprint

Any brand names and product names mentioned in this book are subject to trademark, brand or patent protection and are trademarks or registered trademarks of their respective holders. The use of brand names, product names, common names, trade names, product descriptions etc. even without a particular marking in this work is in no way to be construed to mean that such names may be regarded as unrestricted in respect of trademark and brand protection legislation and could thus be used by anyone.

Cover image: www.ingimage.com

This book is a translation from the original published under ISBN 978-620-6-71379-1.

Publisher:
Sciencia Scripts
is a trademark of
Dodo Books Indian Ocean Ltd. and OmniScriptum S.R.L publishing group

120 High Road, East Finchley, London, N2 9ED, United Kingdom
Str. Armeneasca 28/1, office 1, Chisinau MD-2012, Republic of Moldova, Europe
Printed at: see last page
ISBN: 978-620-7-67414-5

Imagiologia da anatomia da mama

Lynda AOUDIA

Prefácio

O cancro da mama é o cancro número um nas mulheres em todo o mundo. A imagiologia da mama (mamografia, ultra-sons e ressonância magnética) é o meio fundamental para explorar a glândula mamária. Uma boa correlação dos dados de imagem com os dados anatómicos, histológicos e fisiológicos permite uma melhor compreensão da imagem produzida. Encontram-se vários aspectos mamográficos, ecográficos e de RMN, geralmente ligados a factores constitucionais, mas também a variações fisiológicas individuais e a factores exógenos. Um bom conhecimento da anatomia da mama normal permite uma melhor deteção das anomalias mamárias.

Professora Lynda AOUDIA

Índice

Introdução

O desafio da interpretação da imagiologia mamária (mamografia, ecografia) consiste em detetar imagens anormais numa estrutura glandular que é única para cada indivíduo e para a qual não existe um padrão de referência. As imagens anatómicas de base variam nas diferentes partes da glândula, consoante o período do ciclo e as diferentes fases da vida. A mamografia, a ecografia e a ressonância magnética fornecem, cada uma, a sua informação específica, variando o seu desempenho em função da estrutura glandular. Para a mamografia, é fundamental ter documentos prévios que mostrem o mapeamento básico da paciente, para que possam ser comparados com o exame realizado. A ultrassonografia, por outro lado, não permite a realização deste estudo comparativo. O conhecimento dos dados embrionários é fundamental, para compreender certas anomalias de desenvolvimento, mas também certos dados anatómicos, histológicos e fisiológicos para melhor detetar a imagem anormal. A construção da glândula é geneticamente determinada, mas o tecido glandular vai sofrer variações individuais, dependendo de factores endógenos, como a idade e o período do ciclo menstrual, e também de factores exógenos, como as alterações de peso e o tratamento hormonal. A imagem produzida é o resultado dos múltiplos elementos que compõem a glândula mamária.

Anatomia do peito

1. Base embriológica

Os seios são de origem ectodérmica. ᵉDesenvolvem-se a partir das 5 semanas de gestação a partir da crista mamária, que se estende desde a raiz dos membros superiores, ao longo da superfície ventral do embrião, até à raiz dos membros inferiores (fig. 1). Dois botões mamários simétricos aparecem ao nível desta crista, em posição peitoral. Esses botões formam a placa aréolo-mamária (AMP), que se invagina no mesoderma subjacente para formar os dutos de leite (fig. 1). Estes, por sua vez, evoluem para formar unidades glandulares ou lóbulos [1].

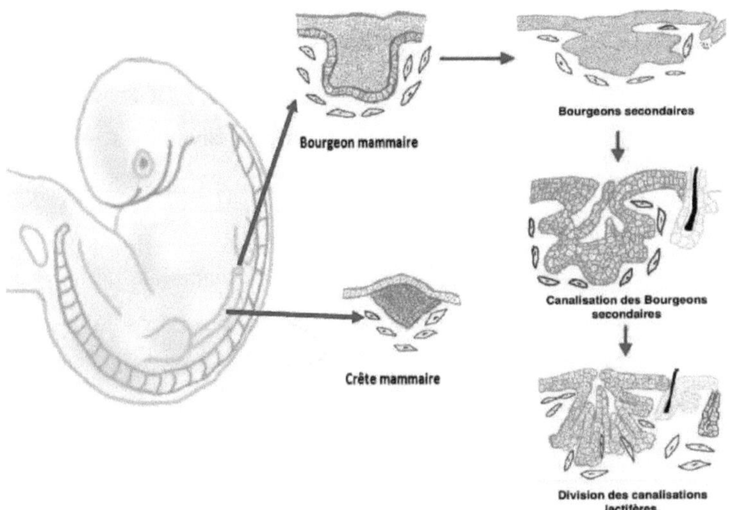

Fig. 1: Embriogénese da glândula mamária.

2. Base anatómica [2-9]

2.1. Anatomia da glândula mamária

ᵉ ᵉA glândula mamária situa-se na frente da parede torácica, entre a clavícula e a sexta ou oitava costela, e estende-se lateralmente desde o esterno até à linha axilar média.

2.1.1. A pele que cobre

O revestimento cutâneo da mama não é homogéneo, estando descritas três zonas concêntricas (fig. 2):
- Pele: lisa, flexível.
- A aréola: é pigmentada e circular, com 35 a 50 mm de diâmetro.
- O mamilo: situado no centro da aréola.

2.1.2. Tecido glandular

Está organizado em cerca de vinte lóbulos. Cada lóbulo é composto por 20 a 40 lóbulos, cada um com um ducto excretor ou ducto galactóforo, para o qual drenam os ductos secundários, cada um conduzindo a uma unidade terminal ducto-lobular (UTLD), constituída por um ducto terminal, que recolhe vários ácinos (fig. 3).

Os canais de leite convergem para o mamilo, alargando-se para formar os seios lactíferos, estreitando-se depois e abrindo-se nos poros do mamilo.

2.1.3. Tecido conjuntivo

São descritos dois tipos de tecido conjuntivo:
- O tecido conjuntivo interlobárico que envolve os lóbulos e os lóbulos mamários estende-se até à superfície anterior da glândula, formando os ligamentos de Cooper, que estão ligados à pele pelas cristas de Duret (fig.

2).

- O tecido conjuntivo intra-lobular que envolve os ductos internos de cada
  lóbulo é conhecido como tecido palial (fig. 3).

2.1.4. Tecido adiposo

Aderido ao tecido glandular, a quantidade de tecido adiposo é a principal
responsável pelo tamanho dos seios.

Existem duas camadas de gordura (fig. 2):

- A camada pré-glandular anterior não existe ao nível da placa mamilo-
  areolar. É dividida pelos ligamentos de Cooper.
- A camada posterior, retroglandular, é delimitada pela fáscia superficial.

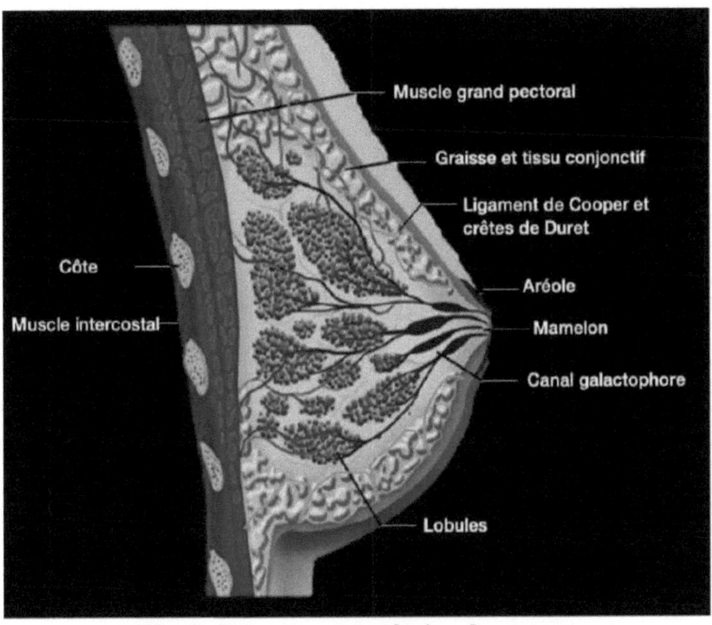

Fig. 2: Estrutura anatómica da mama.

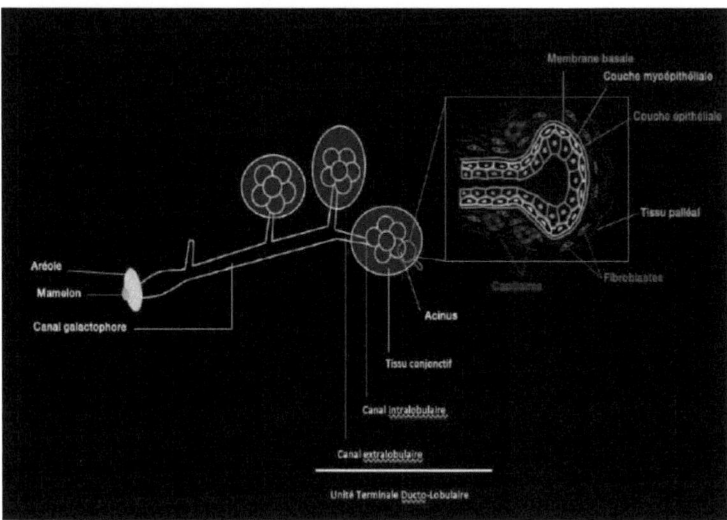

Fig. 3: Representação esquemática da unidade terminal ductal-lobular.

2.2. Anatomia vascular da mama

A parte superior-externa da glândula é vascularizada por ramos da artéria axilar, a parte central e interna por ramos perfurantes da artéria mamária interna; a parte externa da glândula recebe principalmente ramos das artérias intercostais (fig. 4).

A drenagem venosa divide-se na rede venosa superficial, que drena para as veias superficiais das regiões vizinhas, e na rede venosa profunda, que acompanha a rede arterial. As veias profundas drenam para as veias mamárias externas para o exterior, para a veia mamária interna para o interior e para as veias intercostais para a retaguarda.

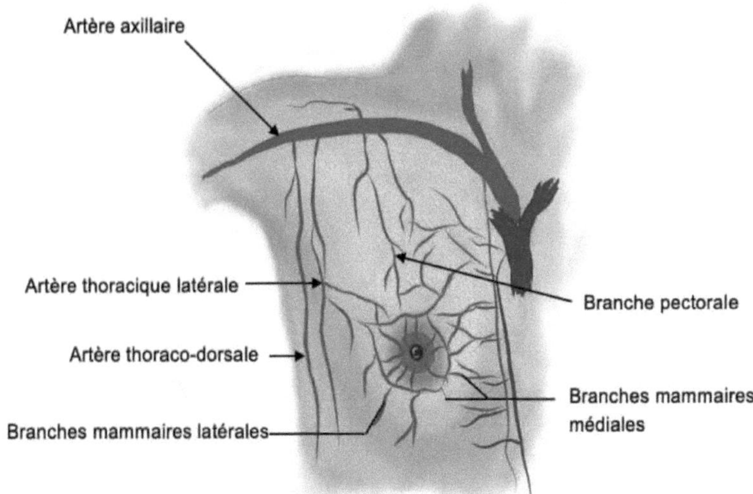

Fig. 4: Vascularização da mama.

2.3. Drenagem linfática da mama

A drenagem linfática ocorre a partir da parte profunda do tecido glandular em direção aos plexos linfáticos periareolares. Três quartos da drenagem ocorrem a partir dos troncos laterais e mediais, da aréola até à axila, e o restante através da cadeia mamária interna. Existem anastomoses com a mama contralateral [10].

Os gânglios linfáticos são divididos em três níveis, conhecidos como níveis de Berg, de acordo com a sua posição em relação ao músculo peitoral menor (fig. 5) [11] :

- Nível I (axila inferior): os gânglios linfáticos estão localizados abaixo do músculo peitoral menor;

- nível II (estádio axilar médio): os gânglios linfáticos estão situados atrás do músculo peitoral menor;

- nível III (axila superior): os gânglios linfáticos estão situados acima do músculo peitoral menor.

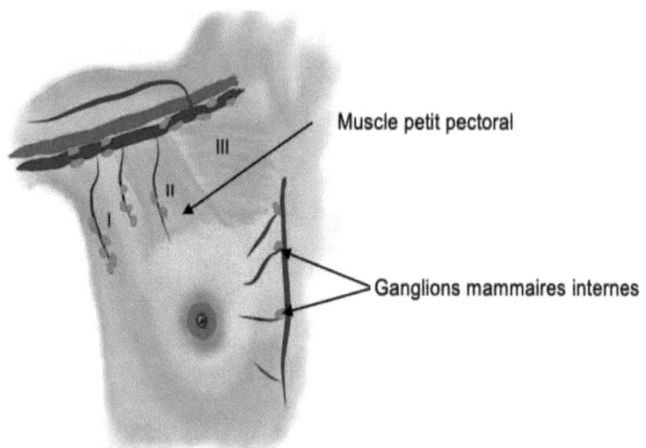

Fig. 5: Os três níveis de gânglios linfáticos de Berg e os gânglios mamários internos.

2.4 Inervação

[emeeme]A inervação sensorial da mama provém dos ramos perfurantes cutâneos laterais e anteriores dos 2 a 7 nervos intercostais. Os ramos inferiores do plexo cervical superficial também participam na inervação da parte superior da mama.

3. Base fisiológica

A arquitetura da glândula mamária muda ao longo da vida, em função da idade e da fase da vida reprodutiva [12, 13], e constrói-se sob a influência das hormonas sexuais de origem ovárica (estrogénio e progesterona) e de um certo número de factores de crescimento (fig. 6).

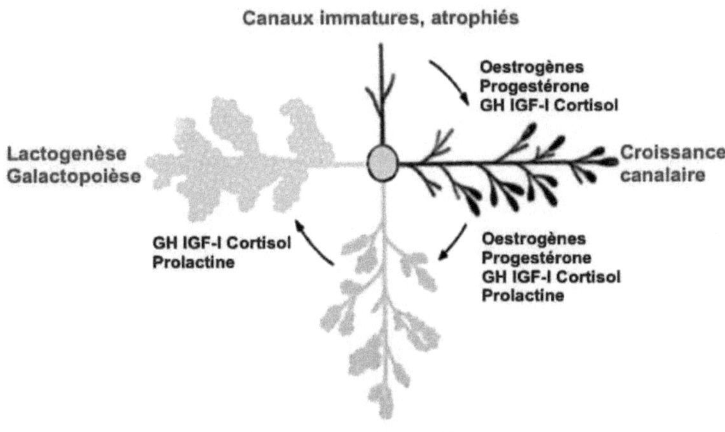

Fig. 6: Representação esquemática do desenvolvimento da glândula mamária [14].

Técnicas de imagiologia

1. Mamografia

A mamografia é o exame radiológico de referência para o rastreio do cancro da mama, que é a principal causa de morte nas mulheres.

As imagens mamográficas devem ser optimizadas em termos de resolução espacial, contraste e ruído. Devem ser tidos em conta vários critérios técnicos, nomeadamente um contraste elevado para uma boa visualização das microcalcificações. O espetro de radiação deve ser amplo para se adaptar às diferentes densidades dos seios e a dose de radiação deve ser mínima, nomeadamente em doentes jovens.

1.1. Impacto

O posicionamento da mama é uma etapa fundamental da mamografia e a técnica deve ser irrepreensível. O objetivo é radiografar toda a glândula mamária, incluindo os planos profundos. O posicionamento é a chave para a obtenção de imagens de óptima qualidade, indispensáveis à interpretação e que respondem a um certo número de critérios de qualidade [15].

1.1.1. Impactos fundamentais

1.1.1.1 Incidência cranio-caudal ou frontal

O feixe de raios X aproxima-se da mama no sentido craniocaudal (fig. 7).

A dificuldade com a vista frontal é que os planos mamários profundos não podem ser vistos, pelo que é importante envolver o máximo possível de tecido mamário posterior.

Os critérios para uma incidência bem sucedida são (fig. 8):

- O peito está no centro da imagem.
- A glândula está bem distribuída.

- O mamilo está no seu zénite [16].

- Sem vincos ou sobreposições.

O músculo peitoral é visível em quase 30% dos casos, e a sua presença na imagem permite um ganho de profundidade ótimo [15].

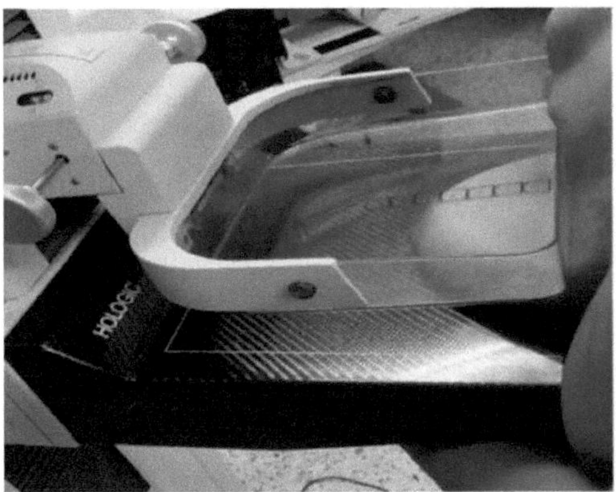

Fig. 7. vista frontal.

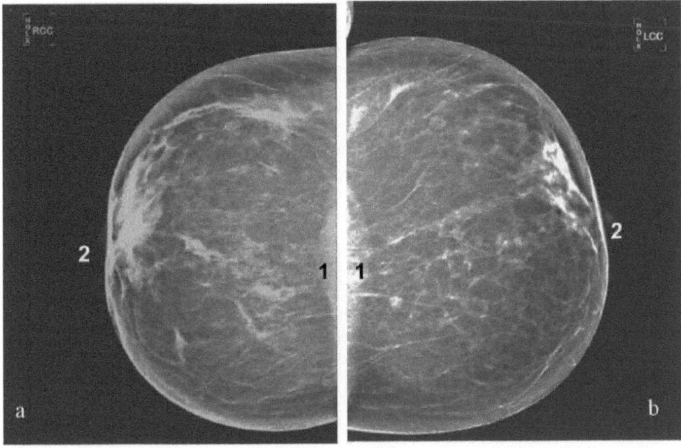

Fig. 8 Critérios de qualidade para a vista frontal. Imagens mamográficas.

(a) Lado direito. (b) Lado esquerdo. Músculo peitoral (1), mamilo no zénite (2).

1.1.1.2 Incidência oblíqua externa a 45°

Este ângulo permite que a mama seja estudada no seu eixo longo e que seja analisada uma quantidade máxima de tecido mamário [17]. °O suporte é inclinado a 45° rigorosamente, para garantir a reprodutibilidade (fig. 9).
A dificuldade desta abordagem é comprimir uniformemente o músculo peitoral, o peito e a prega submamária.
Os critérios para uma incidência bem sucedida são (fig. 10)

- O músculo peitoral é visível até meio da imagem [18].

- O mamilo encontra-se no seu zénite, em frente à ponta do músculo peitoral [17].

- Presença da prega cutânea da parede abdominal [16].

- O eixo longo do peito tende para a horizontal.

- Presença da prega submamária "aberta", perfeitamente livre da parede abdominal [19].

- Sem vincos ou sobreposições.

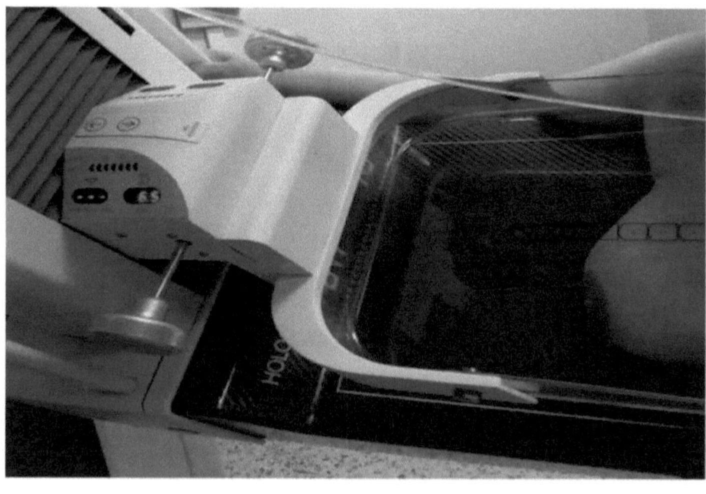

Fig. 9: Incisão oblíqua externa.

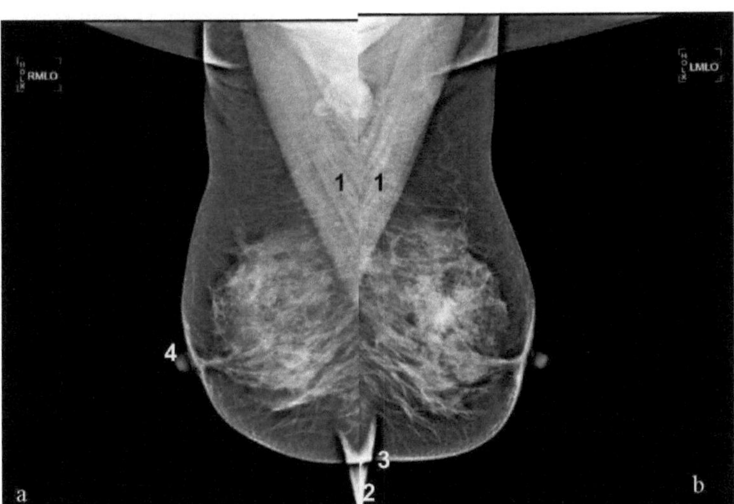

Fig. 10 **Critérios de qualidade para a incidência oblíqua externa.**
Imagens mamográficas (a) Oblíqua direita (b) Oblíqua esquerda. Músculo peitoral (1), prega cutânea da parede abdominal (2), prega sub mamária aberta (3), mamilo no zénite (4).

1.1.2. Impactos adicionais

São sempre efectuadas para além dos impactos fundamentais.

1.1.2.1 Impacto do perfil

É útil para determinar a localização exacta de uma lesão. Também pode ser utilizado para mostrar se as microcalcificações estão localizadas numa posição horizontal.

1.1.2.2. Imagem localizada centrada

Pode ser utilizado para analisar os contornos de um nódulo ou de uma imagem estelar, ou para eliminar uma imagem construída (fig. 11).

1.1.2.3. Imagem centrada ampliada

As microcalcificações visíveis nas imagens padrão podem ser ampliadas para uma análise pormenorizada (número, aspeto, organização, etc.) (fig. 12).

1.1.2.4. Outros impactos

Extensão axilar, incidência Cleópatra, incidência frontal escalonada, película tangencial, manobra de Eklund [20-23].

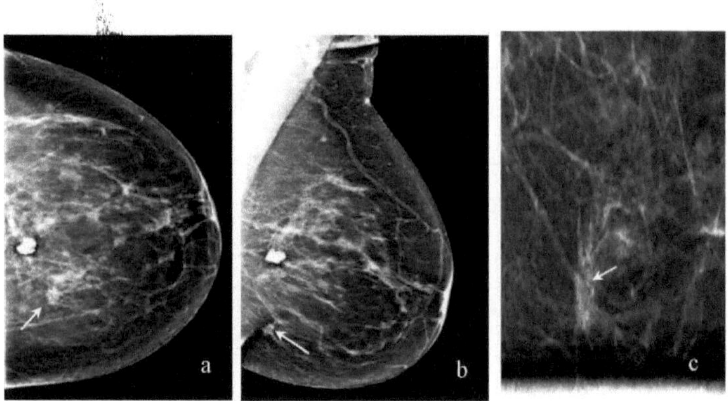

Fig. 11. Vista localizada centrada. (a) Vista frontal. Massa com contornos indistintos (seta). (b) Vista oblíqua externa. Massa na prega sub-mamária com contornos mal definidos (seta). (c). Vista centrada na massa. Massa com contornos espiculados, BIRADS 5 (seta).

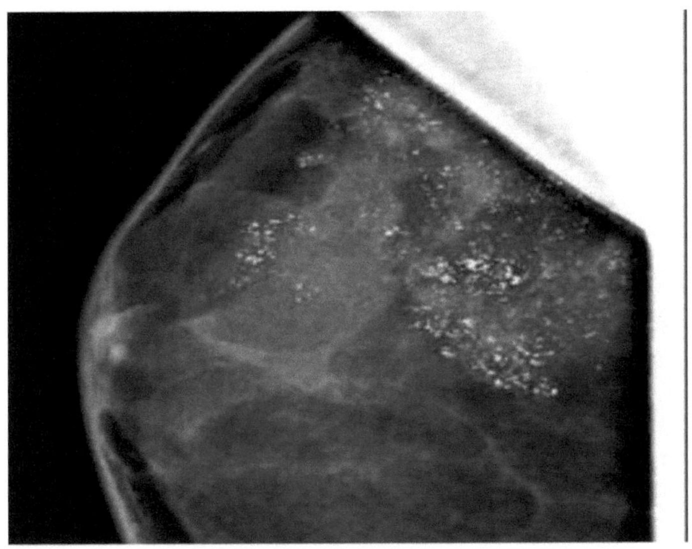

Fig. 12. Vista ampliada centrada. Ampliação de um foco de microcalcificações.

2. Ultra-sons

A ecografia é uma técnica de imagiologia acessível, não irradiante e pouco dispendiosa. Pode ser indicada como um complemento à mamografia, para melhorar a deteção de lesões, particularmente em mamas densas, e para caraterizar lesões, em particular para diferenciar lesões sólidas de lesões quísticas, e para recolher amostras [24].

A ultrassonografia mamária é realizada com uma sonda de alta freqüência, geralmente entre 9 e 15 MHz, que proporciona bom contraste e boa resolução espacial [25]. Existem vários modos de ultrassom.

2.1. Modo B

Esta é a primeira técnica utilizada na realização da ecografia mamária. As ondas de ultra-sons são emitidas e recolhidas pela sonda, com a mesma frequência, numa única direção. Estas são combinadas para criar uma imagem 2D da mama numa escala de cinzentos [26]. Esta técnica permite diferenciar as estruturas com base nas propriedades acústicas e mecânicas do tecido. Este modo B tem uma série de pontos fracos, incluindo uma resolução óptima inconsistente e artefactos que podem degradar a qualidade da imagem [27] (fig. 13).

2.2. Modo harmónico

Está relacionado com o comportamento não linear do tecido mamário em relação aos ultra-sons. À medida que a onda de ultra-sons se propaga através do tecido mamário, sofre uma distorção progressiva da forma do impulso de ultra-sons, criando frequências harmónicas que são múltiplos da frequência de emissão [28-30]. Uma vez filtrado o sinal inicial, o sinal harmónico é utilizado para reconstruir a imagem. Esta técnica melhora o contraste das imagens de ultrassom, particularmente para cistos com "conteúdo espesso" ou cistos complicados, que mostram ecos internos no modo B, enquanto que no modo harmônico eles aparecem anecóicos [31] (fig. 13).

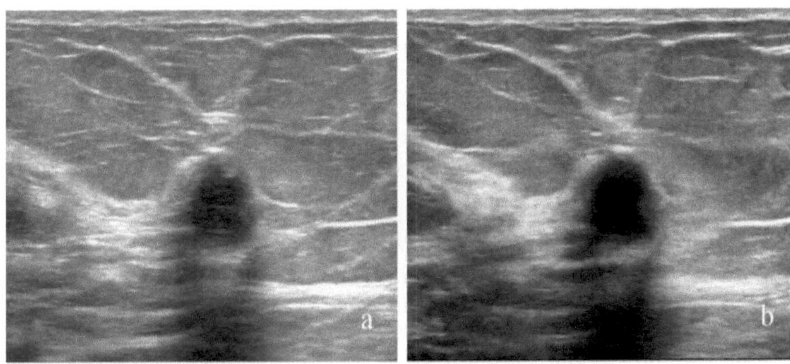

Fig. 13 Modo harmónico (a) Ultrassom em modo B. Massa hipoecóica, (b) Ultrassom em modo harmónico. Massa cística anecóica com parede espessada. Histologia. Histologia: quisto remodelado.

2.3. Modo composto (Compound)

Existem dois tipos de compostos, o composto de frequência (várias frequências de emissão de ultra-sons diferentes são utilizadas para reconstruir a imagem final) e o composto espacial (vários ângulos de emissão de ultra-sons são utilizados e combinados numa única imagem composta). Esta técnica permite limitar os artefactos, melhorar a análise dos contornos das lesões, definir melhor a ecoestrutura interna das massas e detetar pequenas lesões [32] (fig. 14). Permite também uma melhor deteção de calcificações intra-lesionais [33]. Por outro lado, as alterações ultra-sonográficas posteriores são atenuadas [34].

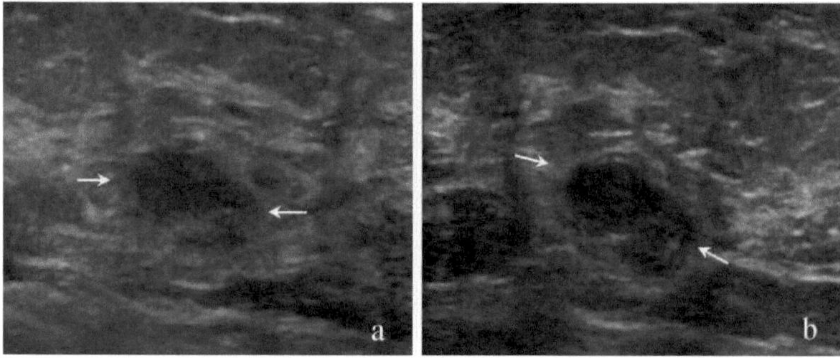

Fig. 14. Modo composto. (a) Ultrassonografia em modo B. Massa hipoecóica com contornos indistintos, (b) Ultrassonografia em modo composto. Massa hipoecogénica circunscrita. Histologia: Adenofibroma.

2.4. Modo Doppler

É utilizado para detetar a angiogénese tumoral. As lesões malignas são geralmente mais vascularizadas do que as lesões benignas, com um aspeto anormal e irregular dos vasos. A deteção e a análise do espetro destes vasos requerem uma sonda de pelo menos 10 MHz e uma técnica de ultra-sons rigorosa (ajustamento da distância focal, redução do ganho global, adaptação do tamanho da caixa de doppler, filtragem ao mínimo de 10 para analisar as baixas frequências, ausência de pressão sobre a mama para evitar a obliteração dos pequenos vasos) [35, 36].

O Doppler de energia tem uma melhor sensibilidade para fluxos lentos, mas é mais sensível a artefactos [34]. O Doppler pode ser utilizado para analisar lesões hipoecogénicas que colocam um problema de "quisto ou sólido". A presença de vascularização numa lesão ecogénica indica que a lesão é um tecido. Por outro lado, a ausência de vascularização não exclui a presença de uma porção de tecido [26] (fig. 15).

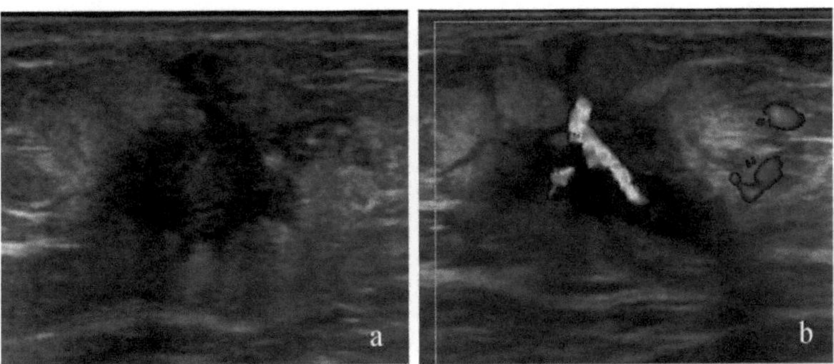

Fig. 15. Ecografia modo Doppler (a) Modo B. Massa hipoecogénica com contornos espiculados, (b) Ecografia modo Doppler. Vascularização intralesional.

2.5. Elastografia

A elastografia é uma técnica não invasiva utilizada em conjunto com a ecografia para avaliar qualitativa, semi-quantitativa ou quantitativamente a deformabilidade de lesões sujeitas a tensão [37, 38]. A imagem obtida é depois traduzida num elastograma. Esta técnica foi desenvolvida para melhorar a especificidade da ecografia mamária em modo B, acrescentando a compressibilidade e a "dureza" da lesão aos critérios de ecoestrutura e morfologia da lesão (fig. 16). A elastografia mamária utiliza dois modos distintos: a elastografia à mão livre e a elastografia por ondas de cisalhamento.

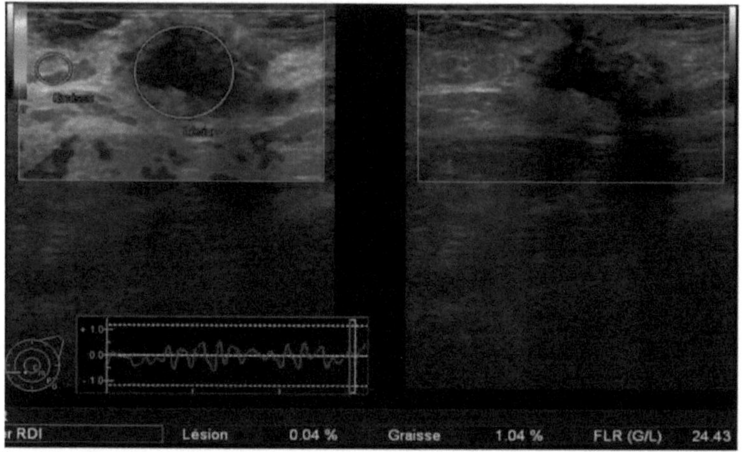

Fig. 16. Elastografia. Elastografia. Cálculo do rácio de elasticidade em desvio padrão.

3. Ressonância magnética da mama

3.1. Equipamento

3.1.1.Campo magnético

A intensidade do campo magnético afecta o tempo de aquisição e a qualidade da imagem. Quanto maior for a intensidade do campo magnético, melhor será a resolução da imagem e mais curtas serão as sequências. A maioria das equipas trabalha com campos magnéticos de 1,5 tesla (T).

3.1.2. Antenas

A RM da mama deve ser efectuada utilizando antenas dedicadas à mama que seguem a forma da mama (fig. 17). A utilização de imagens paralelas melhora o desempenho destas antenas, aumentando a área coberta, a uniformidade do sinal e a resolução temporal e espacial [39]. As mamas devem ser bem posicionadas na antena, com o mamilo no zénite, integrando toda a mama na antena e evitando dobras (fig. 18).

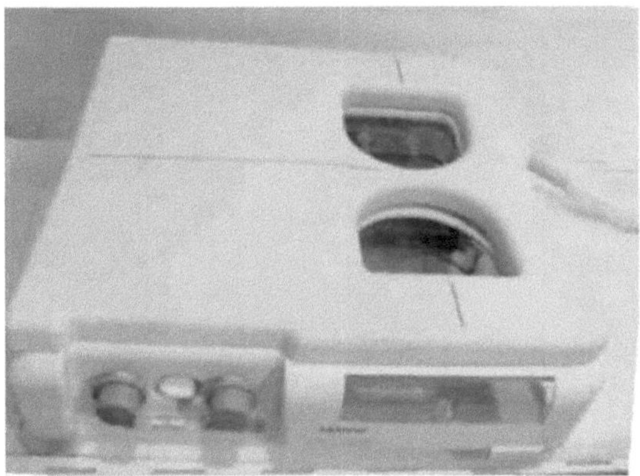

Fig. 17. Antena de peito.

O peito não deve ser demasiado comprimido. A compressão é utilizada para apoiar as mamas e evitar que se movam na antena. A compressão excessiva da mama pode reduzir falsamente o tamanho das lesões, alterando assim a classificação TNM [40]. A compressão também pode reduzir a amplitude do realce e alterar a curva de realce (fig. 19).

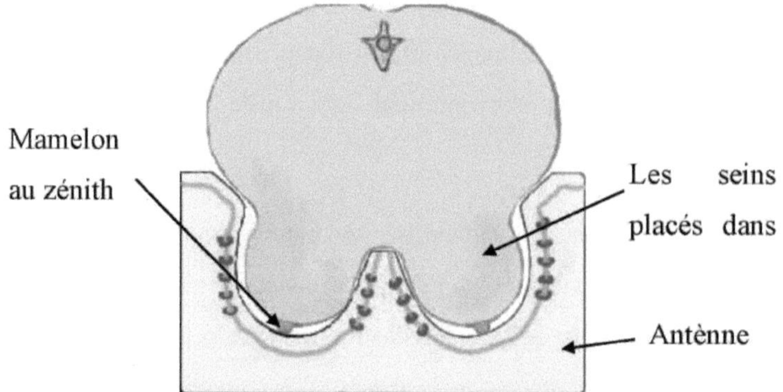

Fig. 18. Posição dos seios na parte anterior.

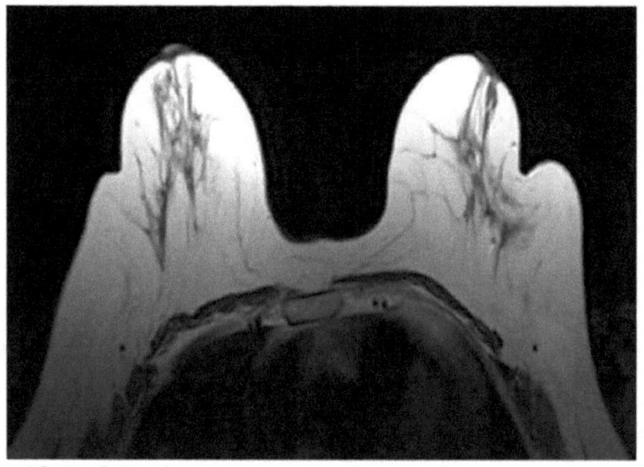

Fig. 19. Defeito de compressão. Sequência ponderada em T2

3.2. Hora do exame

O momento do exame é essencial para uma melhor interpretação da RM
mamária. Deve evitar-se a segunda parte do ciclo, altura em que o realce
glandular fisiológico é mais acentuado. É mínimo na segunda semana do
ciclo menstrual em doentes com atividade genital. Fora deste período, pode
haver contraste difuso inespecífico, mas também contraste focal, o que pode
levar a erros de interpretação (fig. 20). O realce glandular é aumentado pela
terapêutica hormonal de substituição nas mulheres pós-menopáusicas, sendo
que até 50% das mulheres apresentam realce inespecífico. Paragem de 3
meses no caso de um exame não interpretável em mulheres pós-
menopáusicas.

Para a RM pós-operatória, deve ser observado um atraso mínimo de um mês
para limitar o realce secundário a fenómenos inflamatórios; o momento ideal
para realizar a RM da mama é pelo menos seis meses após o fim do
tratamento [4143].

As microbiópsias percutâneas não afectam geralmente a interpretação da RM
com contraste. No entanto, a topografia, a data das biopsias e os resultados,
se disponíveis, devem ser sempre mencionados. A contraceção oral também
não tem impacto na utilização da RM mamária.

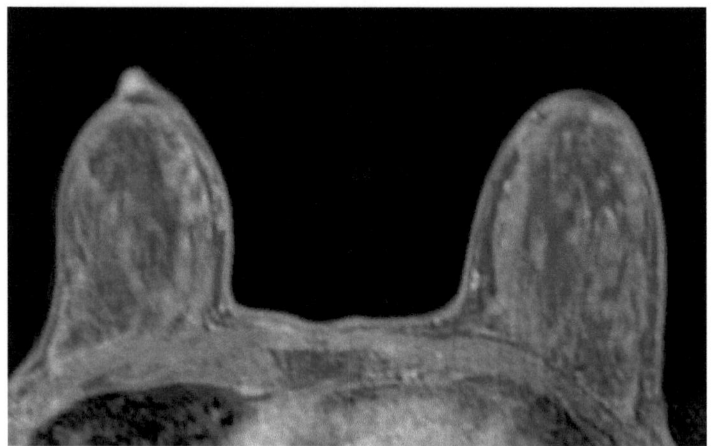

Fig. 20. Realce glandular fisiológico. Sequência subtraída injectada.

3.3. Acomodação do paciente

Coloca-se um acesso venoso com um tubo longo. De seguida, a doente é colocada em posição de procúbito, com os braços sobre a cabeça, o mais confortavelmente possível, para assegurar a imobilidade necessária ao exame. Os seios colocados na antena devem estar bem apoiados; se necessário, pode ser utilizada uma almofada de espuma para evitar que os seios pequenos se desloquem na antena.

3.4. Injeção de meio de contraste

A RM mamária destaca a neoangiogénese intratumoral através da injeção de um agente de contraste, permitindo a deteção de lesões [44]. O agente de contraste utilizado é o quelato de gadolínio. A dose injectada é de 0,1 mmol/kg de peso corporal. A velocidade de injeção deve ser de 2 a 3 ml por segundo. A injeção do produto de contraste é seguida de uma injeção de 20 ml de soro fisiológico à mesma velocidade para evitar a estagnação do produto de contraste na tubagem.

3.5. Protocolos de ressonância magnética da mama

3.5.1. Plano de aquisição

Os campos de visão devem ser suficientemente amplos para analisar ambas as mamas, ambas as placas mamilo-areolares (PNA), as cavidades axilares e a parede torácica [44, 45].

A aquisição no plano axial é a mais frequentemente utilizada. Este plano de aquisição permite efetuar sequências dinâmicas das mamas em 1 minuto. As vantagens do plano axial são a possibilidade de analisar comparativamente a totalidade das duas mamas, o que facilita a deteção de contraste anormal, e permite também a análise dos MAPs, fossas axilares e parede torácica [45]. Os artefactos cardiorrespiratórios degradam a qualidade das aquisições. A codificação de fase da direita para a esquerda em vez de antero-posterior reduz estes artefactos.

A aquisição no plano sagital torna possível reduzir o campo de visão. Isto melhora a resolução da imagem e a qualidade das técnicas de supressão de gordura [44]. Finalmente, a aquisição no plano sagital permite também uma melhor análise do realce glandular fisiológico, o que facilita o estudo anatómico. No entanto, o estudo de ambas as mamas com os sulcos axilares requer um grande número de cortes, o que prolonga o tempo de exame [45].

A aquisição coronal reduz os artefactos cardíacos. No entanto, este plano é frequentemente degradado por artefactos respiratórios e de fluxo. Este plano de aquisição também requer um grande número de cortes para poder analisar toda a mama, desde a parede torácica até ao PAM [45].

3.5.2. Espessura de corte

A espessura do corte deve ser fina, inferior ou igual a 3 mm, com um tamanho de pixel e de voxel inferior a 1 mm. Isto permitir-nos-á efetuar reconstruções multiplanares.

3.5.3. Sequências de RMN da mama

3.5.3.1 Sequências morfológicas

No passado, as sequências ponderadas em T2 e T1 sem injeção na RM mamária não eram consideradas muito úteis devido ao seu fraco valor diagnóstico. Desde então, muitos autores têm demonstrado o valor da utilização de sequências morfológicas.

As sequências ponderadas em T2 podem ser utilizadas para detetar lesões quísticas, cuja presença indica realce benigno, quer se trate de realce anular nos quistos inflamatórios ou de realce não maciço na mastopatia fibrocística.

As sequências ponderadas em T2 com saturação de gordura são muito úteis no caso de corrimento mamilar, possibilitando a criação de imagens indirectas de galactografia por RM e melhorando também a deteção de pequenos cancros (fig. 21).

As sequências ponderadas em T1 sem saturação de gordura são úteis para detetar a presença de um componente gordo numa lesão, que é um fator importante a favor da benignidade (fig. 22). Estas sequências são também úteis para confirmar a posição correcta dos marcadores metálicos no local da biopsia [46] (fig. 23).

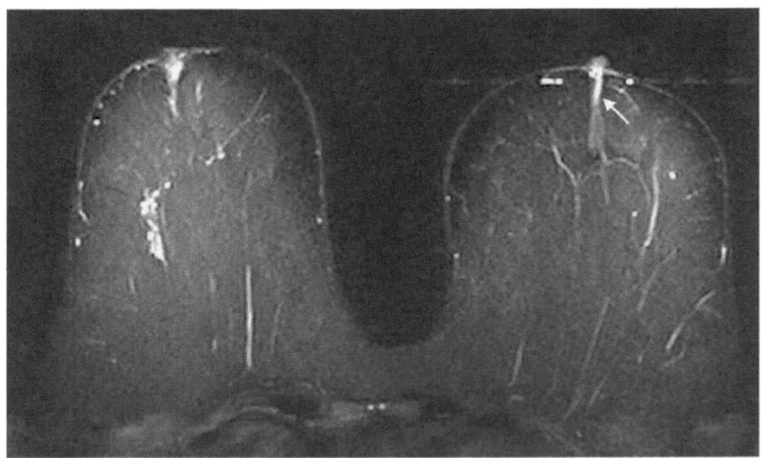

Fig. 21. Ectasia ductal. Hipersinal intracanal nas sequências T2 com supressão de gordura (setas).

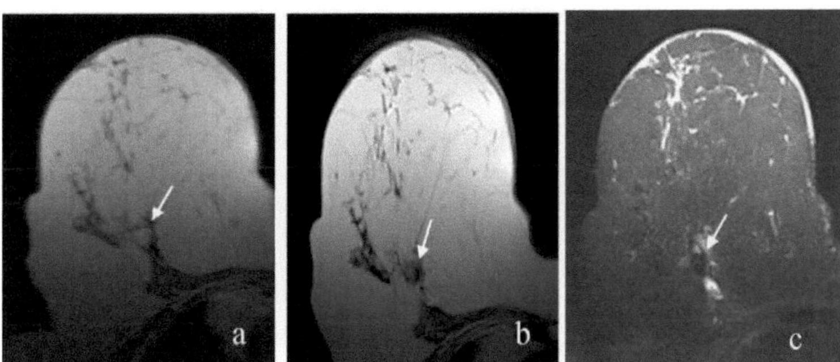

Fig. 22 Citosteatonecrose: (a) sequência T1, (b) sequência T2, (c) sequência T2 Fat Sat. A lesão apresenta hipersinal em T1, hipersinal em T2 e hipossinal na sequência T2 com supressão de gordura (setas).

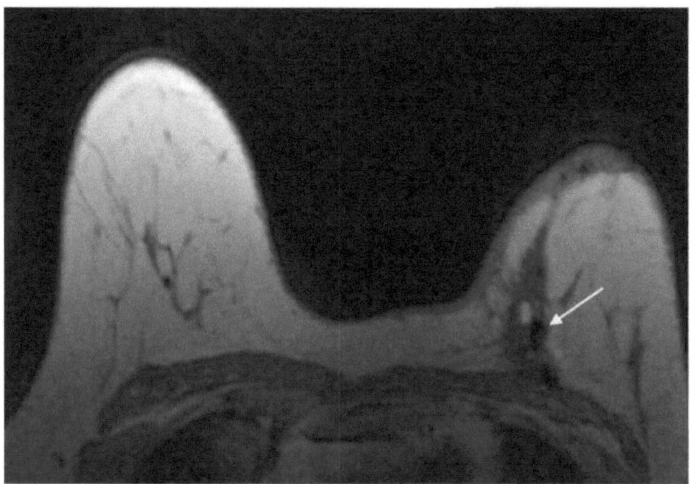

Fig. 23. Posição do marcador metálico no solo na sequência T1 (seta).

3.5.3.2 Sequências dinâmicas

A análise dinâmica permite distinguir a angiogénese anormal suspeita das várias cinéticas de realce. Sequências T1 gradiente-eco após injeção de quelato de gadolínio (fig. 24).

Aquisição 2D ou 3D?

Em comparação com as sequências 2D, as sequências 3D fornecem cortes mais finos com uma melhor relação sinal-ruído [43]. No entanto, uma vez que a aquisição 3D é realizada sem supressão de gordura, é aconselhável utilizar sequências 2D para reduzir os artefactos de codificação de fase que se estendem em todas as três direcções nas sequências 3D, mascarando os contornos e dificultando a deteção destes artefactos nas sequências de subtração.

A sequência 3D é utilizada para analisar o volume da lesão (medição nos 3 planos, distância da placa mamilo-areolar e do plano peitoral profundo).

3.5.3.3 Sequências complementares

• Difusão

O princípio da imagiologia por difusão consiste em quantificar o movimento das moléculas de água nos tecidos. Os objectivos das sequências de difusão são otimizar a deteção de pequenas lesões e melhorar a caraterização de lesões benignas e malignas. A RM de difusão pode também ser utilizada para avaliar a resposta à quimioterapia neoadjuvante. Um aumento de mais de 10% nos coeficientes ADC no final do primeiro ciclo de quimioterapia indica uma diminuição da densidade celular e é, por conseguinte, preditivo da resposta ao tratamento [47, 48].

• Espectroscopia de ressonância magnética

A espetroscopia é uma técnica de imagiologia molecular. O seu princípio é detetar um pico anormal de colina em tumores malignos (ressonância a 3,2 ppm) [49]. Bartella et al. referiram que a adição da espetroscopia ao protocolo padrão melhorou o VPP das biopsias de 35% para 82% (p<0,01) e permitiu evitar a biopsia em 57% das lesões [50]. Além disso, vários estudos mostraram que esta sequência pode demonstrar uma resposta precoce (às 24 horas) à quimioterapia neoadjuvante [51].

Os três tipos de curvas de realce espetroscópico descritos por CK. Kuhl et al [52]:

- Tipo I: uma curva de aumento inicial lenta e depois progressiva (fig. 25)

- Tipo II: uma curva de aumento inicial rápida, seguida de um patamar (fig. 26).

- Tipo III: uma curva de realce inicial rápida, seguida de um washout (fig.

27).

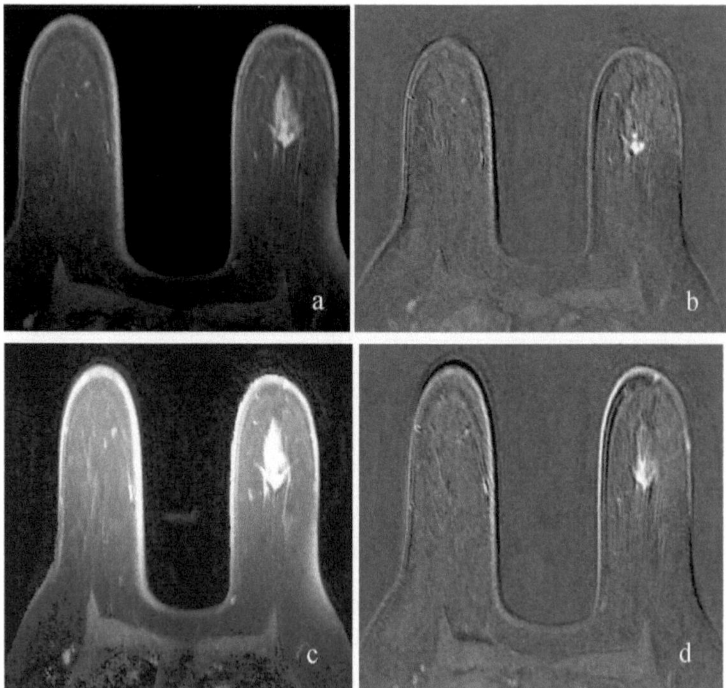

Fig. 24. Análise do realce de um tumor maligno da mama esquerda.

A análise dinâmica permitiu distinguir o tumor do resto do parênquima fibroglandular através da aquisição antes do segundo minuto em ponderação T1 tridimensional (3D) (a) e injeção T1 3D com subtração (b). Aos seis minutos, é difícil diferenciar o cancro do parênquima mamário nas sequências T1 3D injetado (c) e T1 3D injetado com subtração (d).

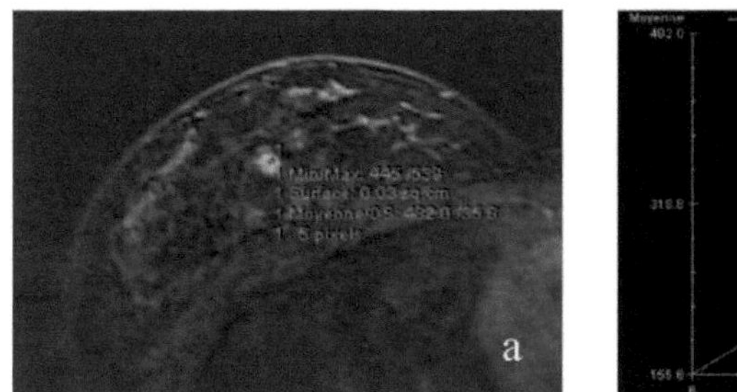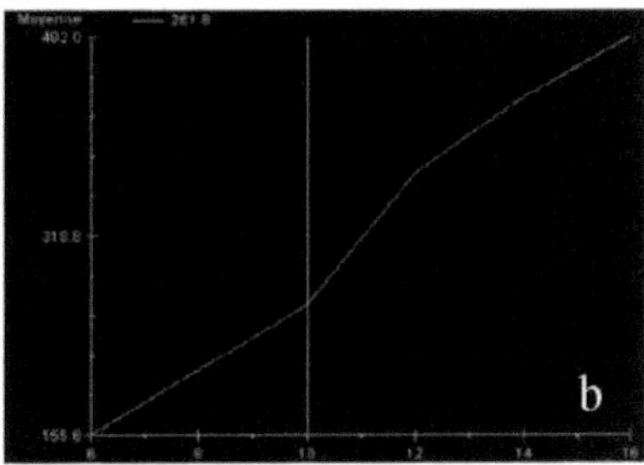

Fig. 25: Curva de tipo I. (a) Sequências injectadas subtraídas, secção axial. (b) Curva de realce. Histologia: fibroadenoma.

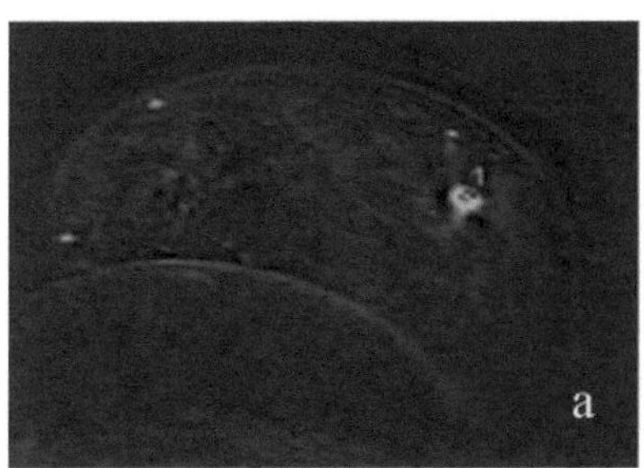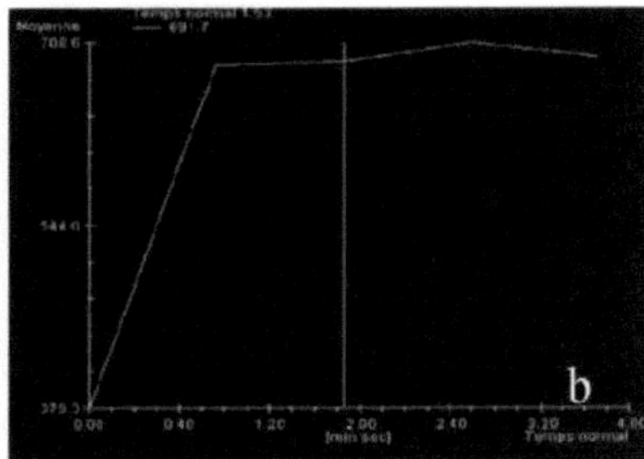

Fig. 26. Curva tipo II (a) Sequências injectadas subtraídas, secção axial. (b) Curva de realce. Histologia: fibroadenoma.

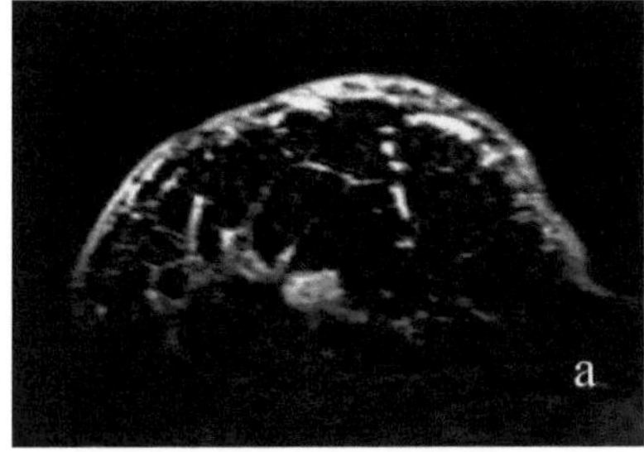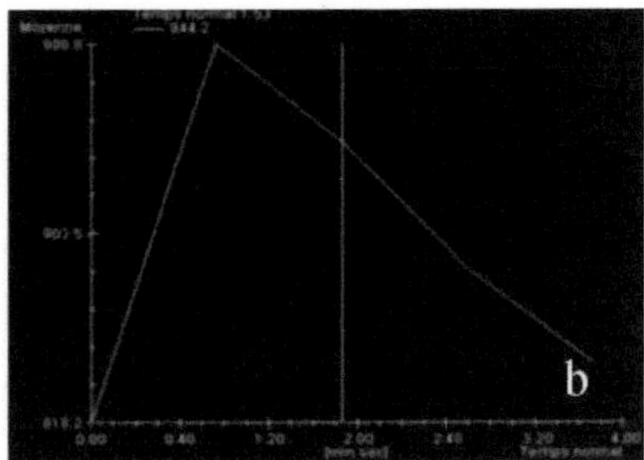

Fig. 27. Curva de tipo III (a) Sequências injectadas subtraídas, secção axial. (b) Curva de realce. Histologia: Carcinoma lobular invasivo.

Anatomia - correlações imagiológicas

1. Mamografia [9, 53, 54]

A mamografia produz uma projeção bidimensional da mama. A imagem mamográfica é uma sobreposição de todos os tecidos que compõem a mama, que varia consoante a proporção dos diferentes componentes (tecido parenquimatoso, tecido adiposo, tecido conjuntivo), a idade e a impregnação hormonal.

Os diferentes elementos observados na mamografia, da superfície à profundidade.

1.1. A pele que cobre

O plano cutâneo é um bordo denso, com cerca de 1 mm de espessura (fig. 28); é mais espesso na aréola e na região sub-mamária. Os poros da pele podem ser visíveis como bolhas punctiformes.

1.2. O mamilo

O mamilo é denso na mamografia, de forma cilíndrico-cónica, com cerca de 1 cm de comprimento e deve estar localizado fora dos contornos da glândula (fig. 28). O mamilo pode tornar-se invaginado ou aumentado.

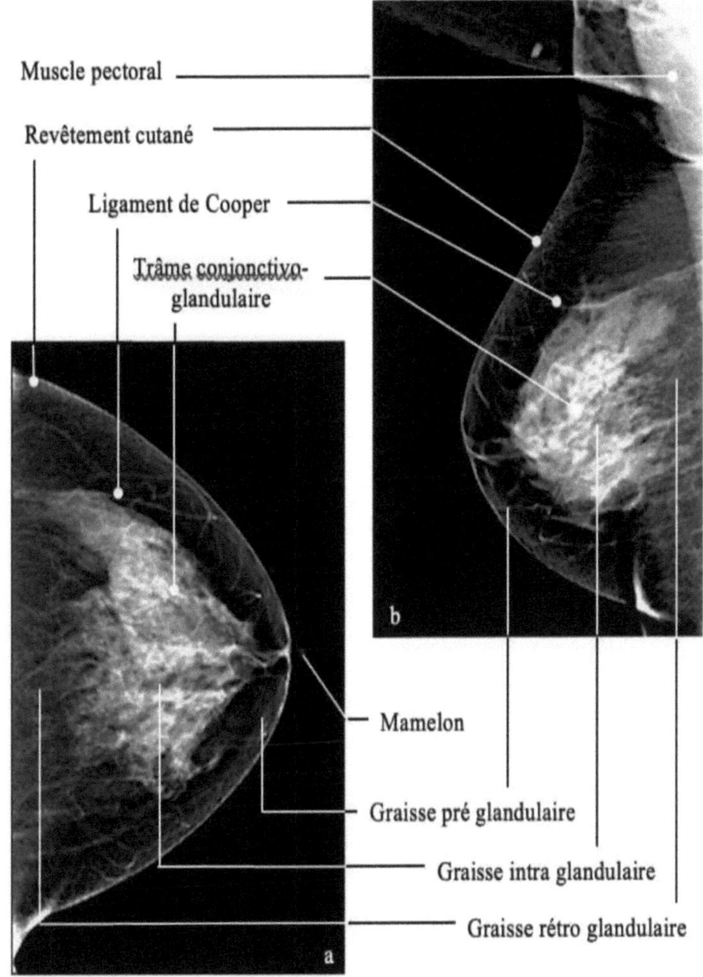

Fig. 28. Constituição da mama. Mamografia, (a) ângulo crânio-caudal, (b) ângulo oblíquo.

1.3. Tecido glandular

A imagiologia do conteúdo mamário depende do componente glandular. Os elementos lobulares são visíveis devido ao contraste do tecido conjuntivo intralobular e, na mamografia, aparecem como pequenas opacidades micronodulares difusas [55]. Os canais de leite não são espontaneamente visíveis na mamografia, exceto no caso de um ambiente muito gordo e de dilatação ductal (fig. 29).

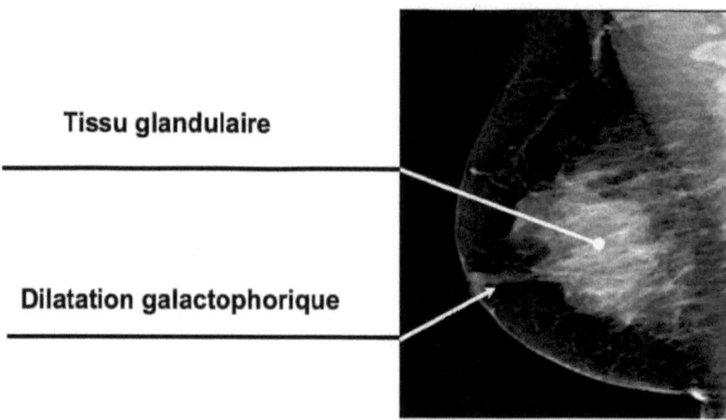

Fig. 29. Dilatação galactófora. Mamografia, incidência

1.4. Tecido conjuntivo

O tecido conjuntivo, que é radiopaco, é escasso e a sua opacidade confunde-se com a do tecido glandular. Os ligamentos de Cooper aparecem como opacidades lineares ou arciformes. São geralmente visíveis na mamografia oblíqua ou de perfil. Os ligamentos de Cooper são proeminentes no tecido adiposo subcutâneo, ao longo do bordo superior do parênquima (fig. 28).

1.5. Tecido adiposo

Tecido adiposo, radiolucente na mamografia. Um espaço adiposo subcutâneo pré-glandular é atravessado pelos ligamentos de Cooper, e um espaço adiposo retroglandular separa a glândula do músculo peitoral. Este espaço não deve conter qualquer tecido glandular; é a zona de *terra de ninguém* descrita por Tabar [55,56] (fig. 28).

1.6. Os músculos

Na vista craniocaudal, o músculo peitoral é inconsistentemente visto projetando-se na frente da parede torácica na forma de uma meia-lua. Na vista oblíqua mediolateral, o músculo peitoral é visto como uma estrutura côncava atrás da gordura retroglandular (Fig. 28).

O músculo esternal está localizado internamente na vista craniocaudal, que é raramente visível em 1% dos pacientes (Fig. 30).

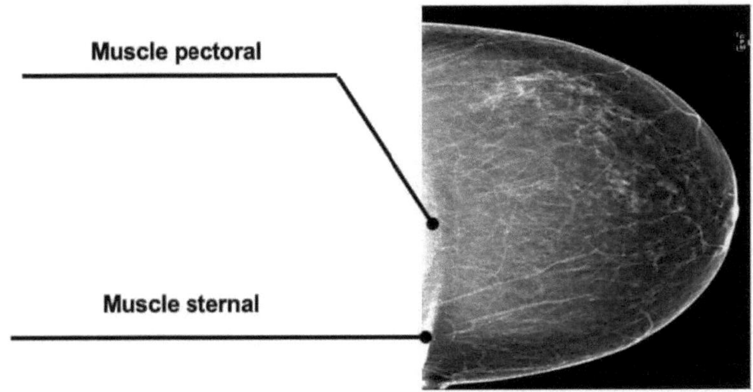

Fig. 30. Visualização da projeção do músculo esternal. Mamografia, vista frontal.

1.7. Navios

Os vasos podem ser visualizados, especialmente se o contraste for gordo. Aparecem como estruturas densas em forma de fita. As veias são maiores do que as artérias. Por vezes, os vasos podem ser identificados por calcificações parietais ateromatosas (fig. 31).

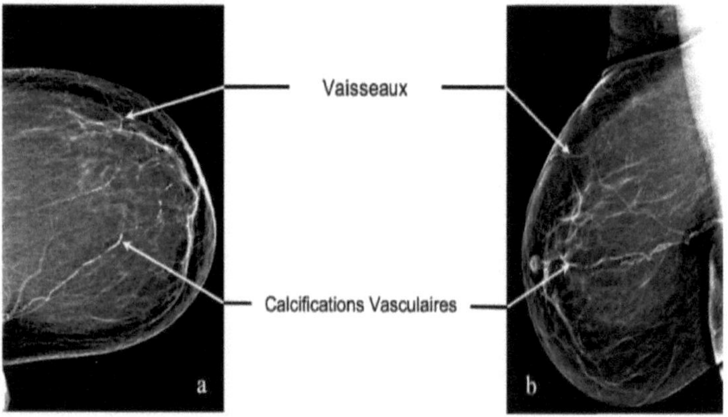

Fig. 31. Vascularização. (a) Mamografia, vista craniocaudal, (b) vista oblíqua.

1.8. Vasos linfáticos

Os vasos linfáticos são invisíveis numa mama normal. Os gânglios linfáticos são detectados intra-mamários em 5% das mamografias normais [57] (fig. 32). Têm o aspeto de uma estrutura em forma de rim ou de um grão de café denso, com um centro de gordura claro, e estão normalmente localizados ao longo dos vasos (fig. 32).

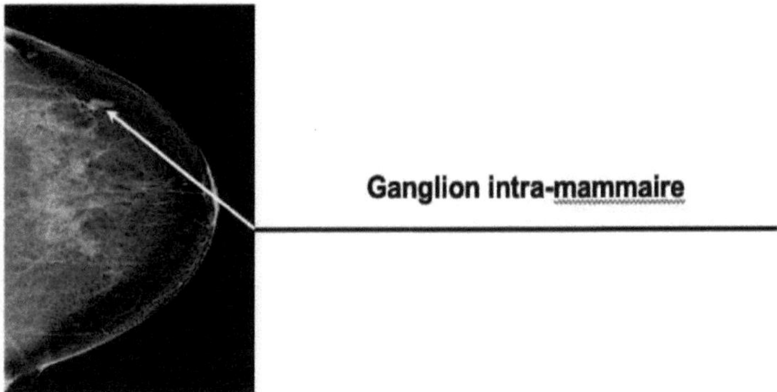

Fig. 32. Gânglio intramamário, com centro claro, projectando-se de uma estrutura vascular. Mamografia, vista frontal.

Os diferentes aspectos mamográficos resultam da proporção variável entre elementos fibrosos e gordos na mama. A classificação mais antiga foi descrita por Wolfe em 1967 [58], e determina quatro tipos de densidade glandular (N1, P1, P2, NY), correspondendo o tipo N1 a uma estrutura glandular totalmente gorda e o tipo NY a uma estrutura glandular totalmente densa. O American College of Radiology adaptou estas diferentes categorias no Breast Imaging Reporting em 4 tipos de "a" a "d" [59], (apêndice 1) (fig. 33).

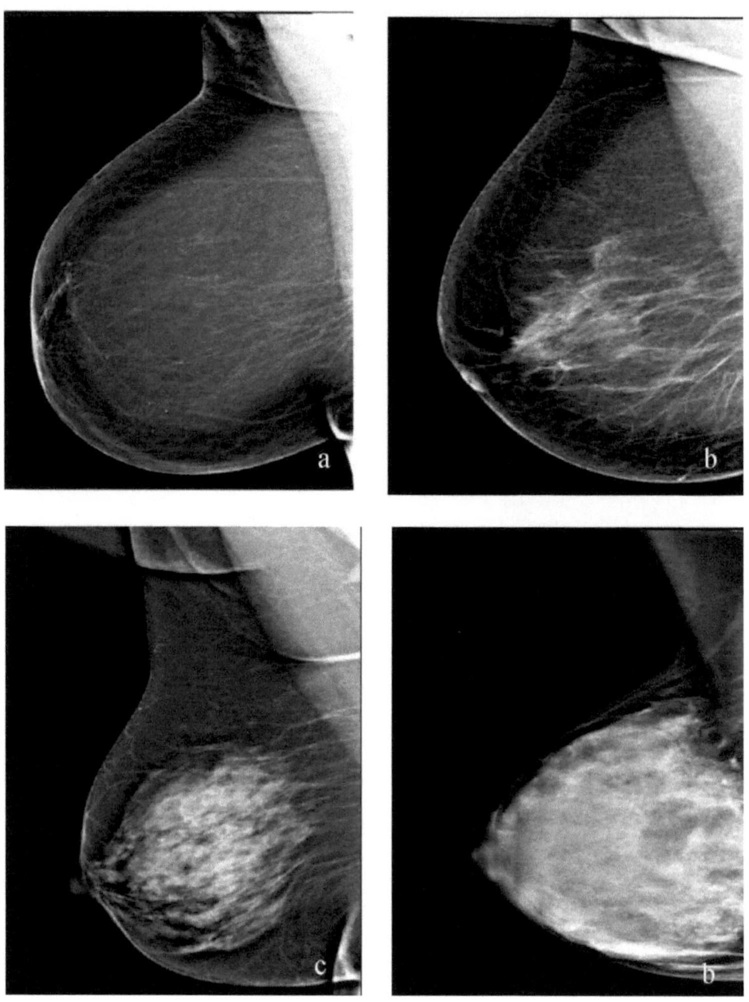

Fig. 33. Densidade da mama de acordo com a classificação ACR BI-RADS. (a): quase totalmente gorda, tipo a; (b): manchas dispersas de tecido fibroglandular, tipo b; (c): mama heterogénea densa, tipo c; (d): mama extremamente densa, tipo d.

2. Ultrassonografia [6,7, 9, 54, 60-62]

São encontrados vários aspectos ecográficos, dependendo da proporção de tecido adiposo, tecido fibroglandular e elementos ductais. O aspeto pode também variar em função do sector glandular analisado. Na mulher adulta, encontramos os seguintes elementos, da superfície à profundidade:

2.1. A pele que cobre

A espessura da pele varia de 0,5 a 2 mm. É visualizada na ecografia como uma dupla linha ecogénica separada por um fino bordo hipoecogénico (fig. 34)   . Estas linhas fundem-se na placa mamilo-areolar.

2.2. O mamilo

O mamilo é uma estrutura hipoecóica que pode ser responsável pela atenuação dos ultra-sons, sendo necessário posicionar a sonda obliquamente para explorar a região retroareolar (fig. 34).

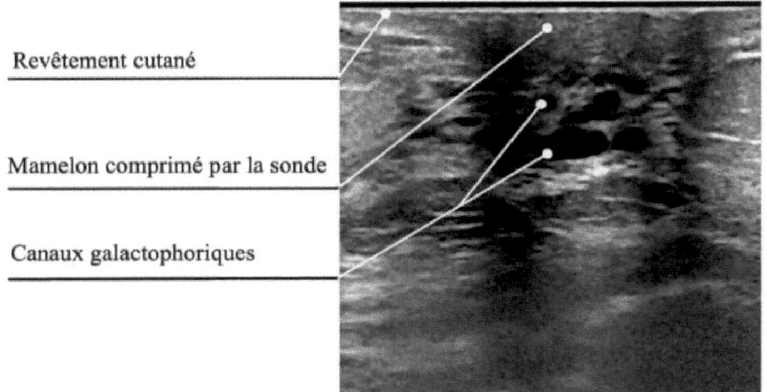

Fig. 34. Secção de ultrassom centrada no mamilo.

2.3. Tecido glandular

A ecogenicidade do parênquima glandular varia com a idade e a composição individual. Nas mulheres jovens e durante a gravidez e a lactação, o tecido glandular é frequentemente hipoecóico e homogéneo; durante os períodos de atividade genital, o parênquima glandular é hiperecóico e homogéneo, de espessura variável. Com a idade, o parênquima mamário torna-se heterogéneo devido à involução gordurosa, a ecoestrutura é hipoecóica intercalada por áreas hiperecóicas correspondentes a fibras conjuntivas e parênquima residual. Quando predomina a involução fibrosa, a ecoestrutura é hiperecogénica e heterogénea.

A classificação ACR BI-RADS descreve três tipos básicos de ecoestrutura (fig.

35) :

- tipo a: ecoestrutura gordurosa homogénea com lóbulos de gordura e bandas ecogénicas dos ligamentos de Cooper, sem zona ecogénica na área analisada;
- tipo b: fibroglandular homogéneo uniformemente ecogénico ;
- tipo c: fibroglandular heterogéneo, a heterogeneidade pode ser focal ou difusa (Apêndice 2).

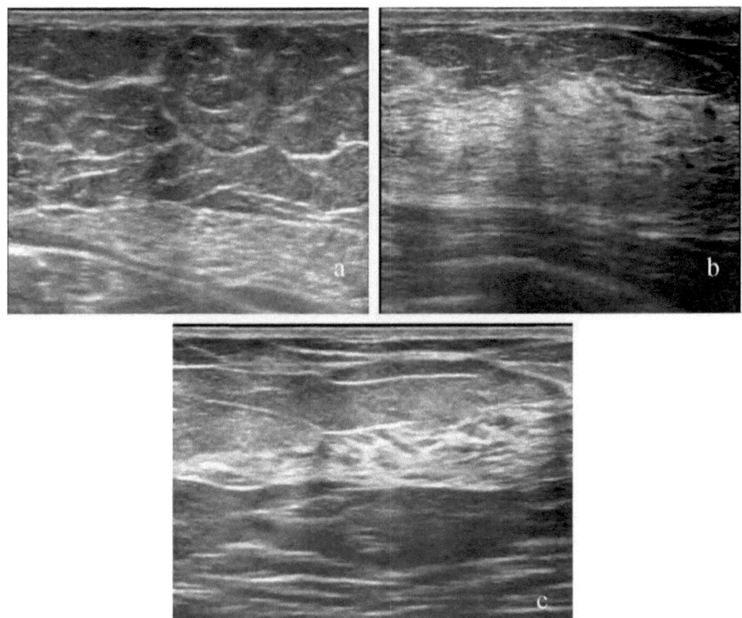

**Fig. 35. Ecoestrutura de acordo com o léxico ACR BI-RADS.
Ultrassom.**

(a)   ecoestrutura homogénea da gordura ;

(b)   ecoestrutura fibroglandular homogénea ;

(c)   ecoestrutura heterogénea (focal ou difusa).

2.4. Tecido conjuntivo

O tecido conjuntivo é hiperecogénico, sendo frequentemente confundido com tecido glandular. Os ligamentos de Cooper são hiperecóicos, atravessando a camada de tecido adiposo subcutâneo e aparecendo como bandas finas e uniformemente ecogénicas (fig. 36).

2.5. Tecido adiposo

A gordura subcutânea aparece como uma linha hipoecóica de espessura variável, dividida por estruturas hiperecóicas triangulares que representam as cristas de Duret, a zona de fixação dos ligamentos de Cooper. O tecido adiposo intraglandular aparece como áreas hipoecogénicas oblongas bem limitadas. Na posição supina, a espessura do espaço adiposo retromamário é reduzida, em contraste com a aparência mamográfica. Este espaço adiposo apresenta-se como uma banda hipoecogénica e homogénea (fig. 36).

2.6. Os músculos

Os planos musculares aparecem como estruturas lamelares ecogénicas (fig. 36)   .

2.7. Costeletas

As costelas são vistas como estruturas arciformes hiperecogénicas e atenuantes (fig. 36).

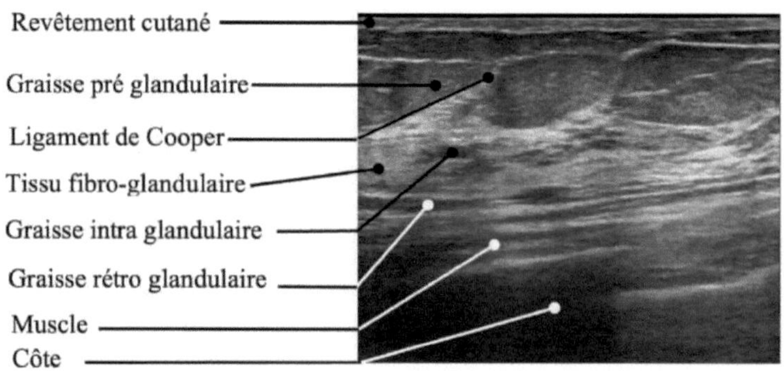

Fig. 36. Constituição da mama. Exame de ultra-sons.

2.8. Navios

Os vasos axilares aparecem como estruturas tubulares hipoecogénicas. São melhor analisados no modo Doppler. Os vasos intra-mamários são por vezes visíveis no modo Doppler (fig. 37).

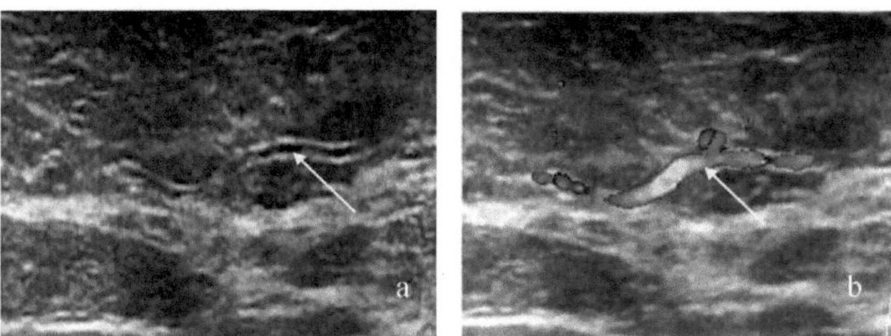

Fig. 37. Vasos intramamários. (a) Ultrassom. Estrutura tubular

2.9. Vasos linfáticos

Os vasos linfáticos estão ausentes numa mama normal. Os gânglios linfáticos apresentam-se como uma estrutura em forma de rim ou de grão de café com um córtex hipoecogénico e um hilo gordo hiperecogénico (fig. 38).

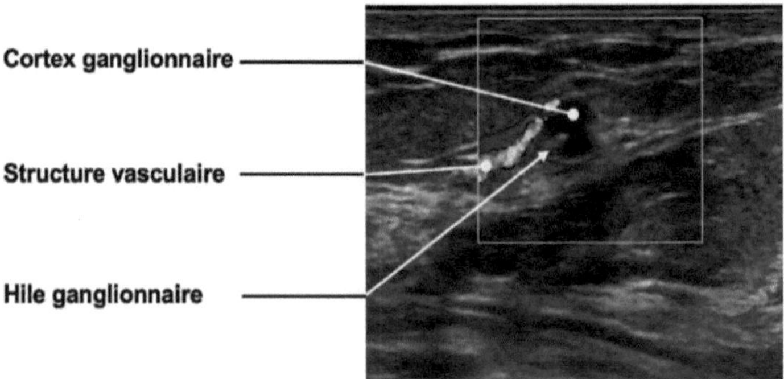

Fig. 38. Gânglio intramamário. Ultrassom Doppler. Córtex linfonodal hipoecóico e hilo linfonodal gorduroso hiperecóico ao longo de um trajeto vascular.

3. RMN

A anatomia da mama pode ser muito bem demonstrada com a RM mamária. Permite avaliar as zonas profundas da mama, como os músculos profundos e a parede torácica. Certas estruturas, como os vasos e os gânglios linfáticos, são facilmente visíveis, sobretudo após a injeção de um meio de contraste. O conhecimento da anatomia normal da mama na RM é fundamental para uma interpretação correcta do exame.

3.1. O mamilo

O realce pelo contraste do mamilo está presente em 50% dos casos [9] e não deve ser considerado patológico na ausência de sinais clínicos sugestivos. Estes realces estendem-se por vezes à região retro-mamilar e a bilateralidade destas imagens confirma a sua normalidade (fig. 39).

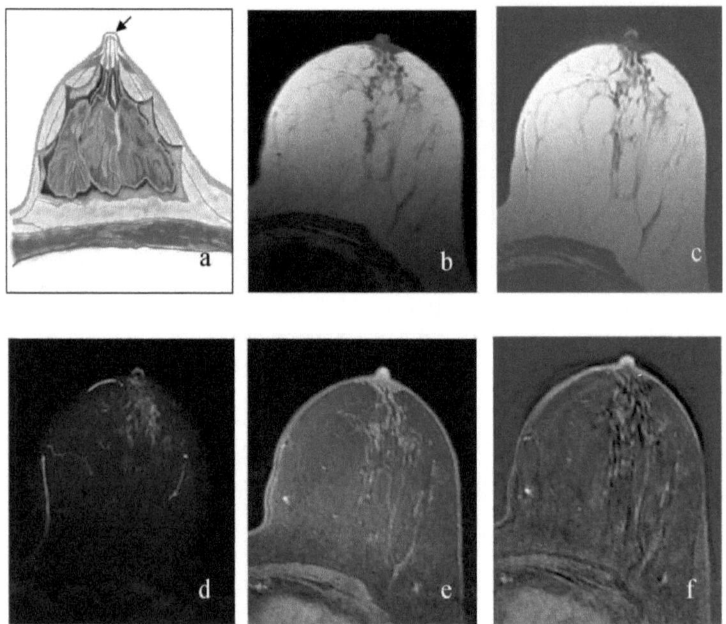

Fig. 39. Mamilo. (a) Diagrama (seta). (b) Sequência ponderada em T1. (c) Sequência ponderada em T2. (d) Sequência T2 Fat Sat. (e) Sequência T1 Fat Sat injectada. (f) Sequência injectada subtraída.

3.2. Ductos galactóforos

Os ductos galactóforos não são espontaneamente visíveis, exceto no caso das ectasias galactóforas, que são visualizadas como estruturas ductais retroareolares que convergem para o mamilo, cujo sinal varia de acordo com o seu conteúdo (fig. 40).

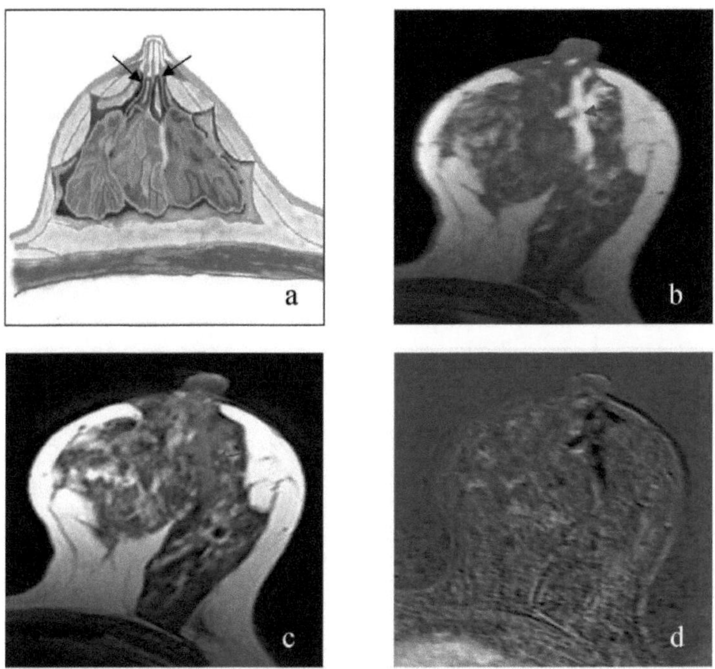

Fig. 40. Dilatação galactófora (a) Esquema (setas). (b) Sequência ponderada em T1. (c) Sequência ponderada em T2. (d) Sequência de subtração injectada. Ectasia ductal com conteúdo proteico em T1 hipersinal, T2 hipossinal, sem realce após injeção de meio de contraste (setas).

3.3. Tecido adiposo

O tecido adiposo aparece com hipersinal nas sequências ponderadas em T1 e T2, hipossinal em T2 TSE com supressão de gordura e sem realce após injeção intravenosa de meio de contraste (fig. 41). A gordura subcutânea é dividida pelos ligamentos suspensores da mama, conhecidos como ligamentos de Cooper, que são uma extensão das cristas fibro-glandulares de Duret.

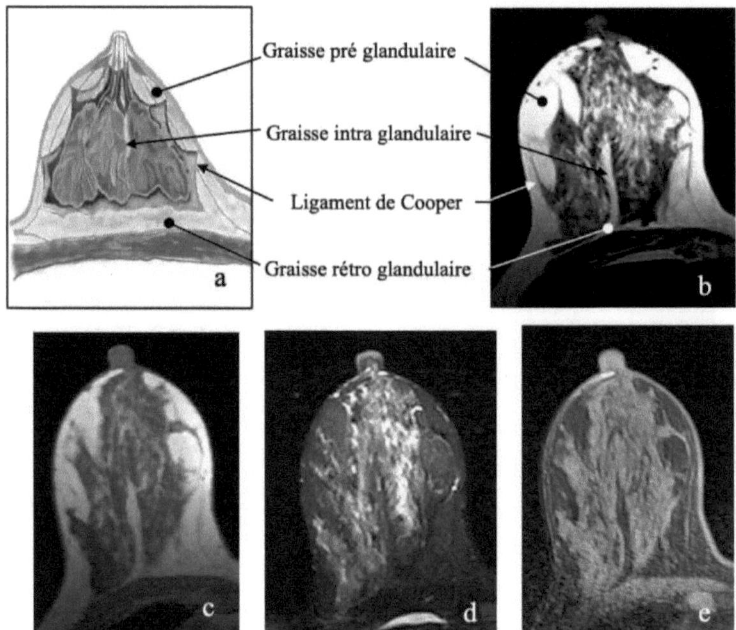

Fig. 41. Tecido adiposo (a) Diagrama. (b) Sequência ponderada em T2. (c) Sequência ponderada em T1. (d) Sequência T2 Fat Sat. (e) Sequência T1 Fat Sat injectada. tecido adiposo em T2 e T1 com hipersinal, sem realce após injeção de meio de contraste.

3.4. Tecido fibro-glandular

O tecido fibro-glandular é um componente normal da mama. Pode ser avaliado em sequências ponderadas em T1 e T2 e deve ser quantificado de acordo com o léxico BIRADS em quatro categorias [59]: A. Mama gorda; B. Tecido fibro-glandular disperso; C. Tecido fibro-glandular heterogéneo; D. Tecido fibro-glandular denso (fig. 42).

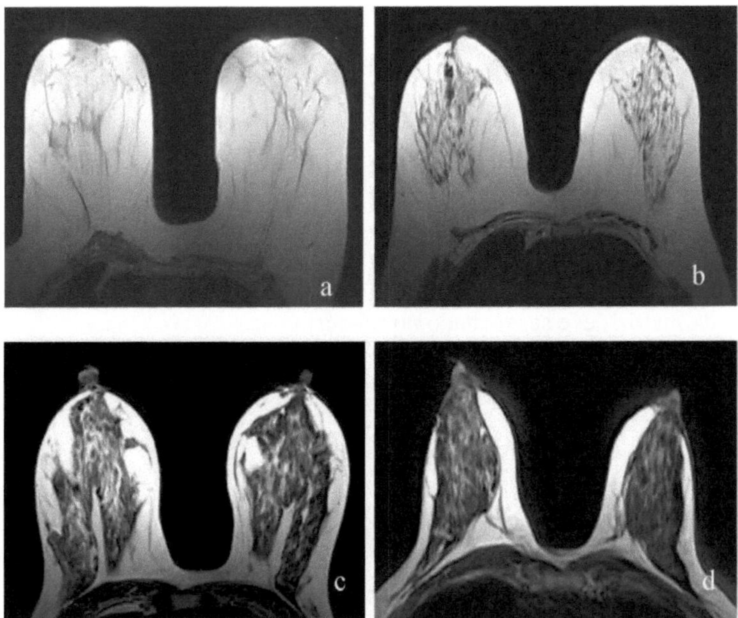

Fig. 42. Densidade da mama de acordo com a classificação ACR BI-RADS. Sequências ponderadas em T2: (a) mama gorda, tipo A; (b) tecido fibro-glandular esparso, tipo B; (c) tecido fibro-glandular heterogéneo, tipo C; (d) tecido fibro-glandular denso, tipo C: Tecido fibro-glandular heterogéneo, tipo C; (d): Tecido fibro-glandular denso, tipo D.

Nas sequências T1 com supressão de gordura e após injeção de quelato de gadolínio, o tecido fibro-glandular pode ser realçado. Este realce fisiológico pode ser descrito de acordo com o léxico BIRADS em quatro níveis: A. mínimo; B. ligeiro; C. moderado e D. marcado (fig. 43).

O realce da matriz é avaliado 90 segundos após a injeção, na altura em que as lesões malignas são realçadas, para determinar se este realce da matriz pode estar a mascarar o cancro. Em geral, o realce da matriz é progressivo e pode espalhar-se por toda a mama. No entanto, é plausível observar um realce fibroglandular muito precoce, rápido e intenso. Qualquer que seja a fase do ciclo, o realce da matriz é possível e pode persistir após a menopausa.

O realce da matriz não está diretamente relacionado com a quantidade de tecido glandular. Uma paciente com mamas densas pode mostrar pouco ou nenhum realce da matriz. Por outro lado, uma paciente com tecido fibro-glandular esparso pode apresentar realce matricial acentuado. O nível de realce da matriz deve ser relatado no relatório.

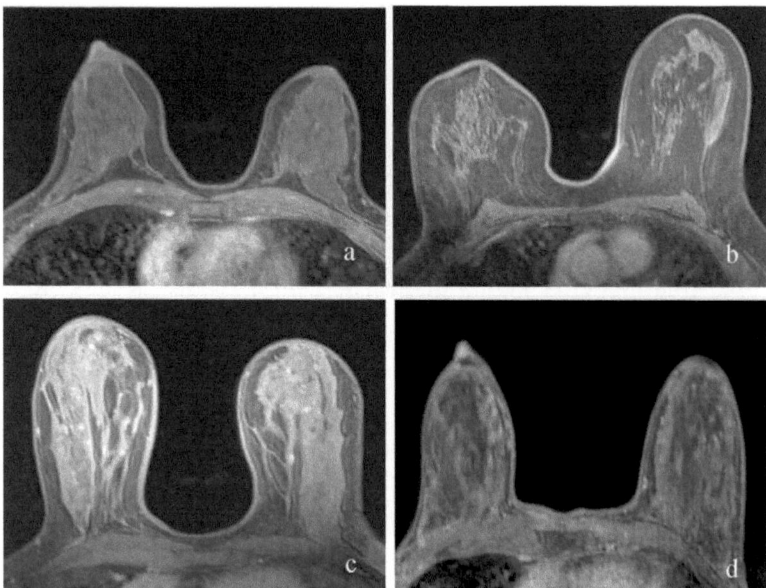

Fig. 43. Realce fisiológico do tecido mamário ibroglandular. Sequências T1 injectadas com supressão de gordura em quatro níveis de acordo com o léxico BIRADS: mínimo (a), ligeiro (b), moderado (c) e marcado (d).

3.5. Músculos

Os músculos apresentam um sinal intermédio nas sequências morfológicas

T1 e T2. Os músculos apresentam um fraco realce após a injeção do meio
de contraste. Os cortes axiais e sagitais mostram claramente a interface
adiposo-muscular posterior, revelando a sua integridade ou o seu
envolvimento por cancros posteriores (fig. 44).

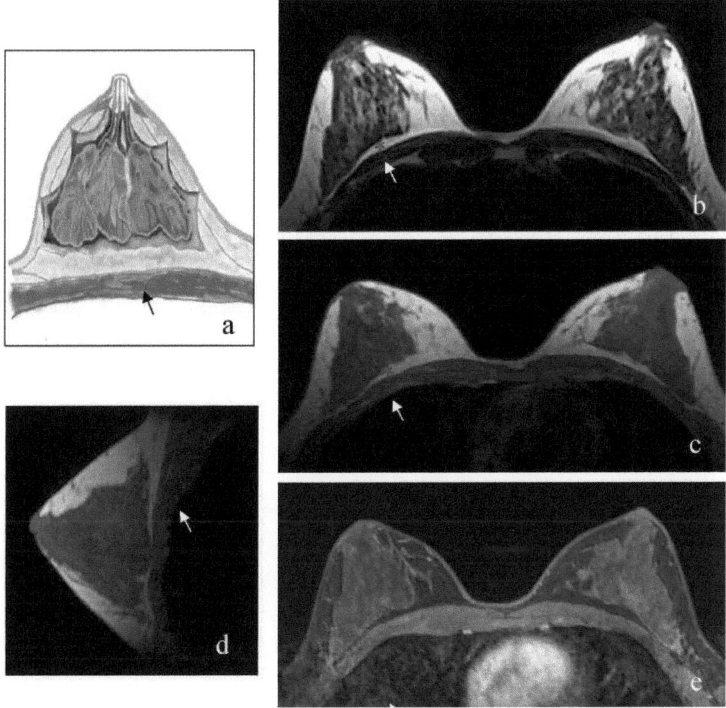

Fig. 44. Músculo peitoral. (a) Diagrama (b) Sequência ponderada em T2
(c+d) Sequência ponderada em T1, secção axial (c), secção sagital (d). (e)
Sequência nativa T1 injectada. O músculo peitoral tem um sinal intermédio
em T2 e T1, ligeiramente realçado após a injeção do meio de contraste (seta).
Interface adipomuscular posterior (asterisco).

3.6. Navios

A artéria torácica lateral nasce da artéria axilar e supre o quadrante superior externo da mama, sendo responsável por cerca de 30% da vascularização da mama (fig. 4). Sessenta por cento da vascularização da mama provém da artéria mamária interna e dos seus ramos perfurantes, que irrigam a parte central e interna da mama (fig. 4). O restante suprimento vascular provém principalmente dos ramos das artérias intercostais. Os vasos são facilmente identificados e podem ser visíveis ao longo de parte do seu trajeto no corte, ou podem seguir o seu trajeto em vários cortes sucessivos. As imagens de projeção de intensidade máxima (MIP) também podem ajudar a confirmar a trajetória dos vasos (fig. 45).

O sinal espontâneo dos vasos, nomeadamente em T2, e o seu realce são variáveis. Estas variações estão ligadas à velocidade do fluxo no interior do vaso e à sua orientação em relação ao plano de corte.

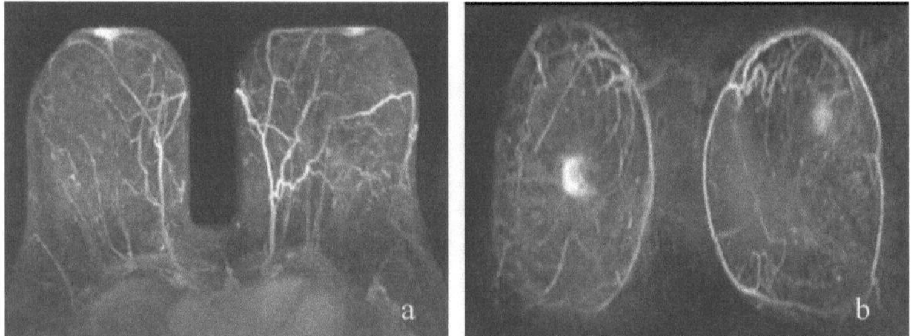

Fig. 45. Reconstrução por projeção de intensidade máxima (MIP). (a) Secção axial. (b) Secção coronal.

3.7. Gânglios linfáticos

A drenagem linfática da mama é efectuada principalmente pelos troncos laterais e mediais que se estendem desde a aréola até à axila (97%), sendo a cadeia mamária interna responsável pelos restantes 3% [63]. Os gânglios linfáticos de Berg de nível I estão localizados abaixo do músculo peitoral menor. Os gânglios linfáticos de nível II estão localizados atrás do músculo peitoral menor e os gânglios linfáticos de nível III estão localizados acima do músculo peitoral menor (fig. 5).

Os nódulos são encontrados na maioria dos exames de RM. A sua topografia é geralmente atrás ou na extensão externa do músculo peitoral maior. Os gânglios linfáticos intramamários são facilmente diagnosticados pelo seu aspeto em forma de rim, com contornos nítidos e regulares, em T1 e T2 com hipersinal, e pelo seu hilo adiposo em T1 e T2 com hipersinal. O realce pelo contraste é geralmente precoce, rápido e moderado (fig. 46). No entanto, os gânglios linfáticos podem apresentar um dilema diagnóstico [64] quando os critérios morfológicos não são típicos. A curva dinâmica pode não ser fiável, mimetizando frequentemente lesões malignas. As imagens ponderadas em T2 com supressão de gordura podem ser úteis nestes casos, uma vez que a intensidade de sinal dos gânglios linfáticos é superior à do parênquima glandular normal.

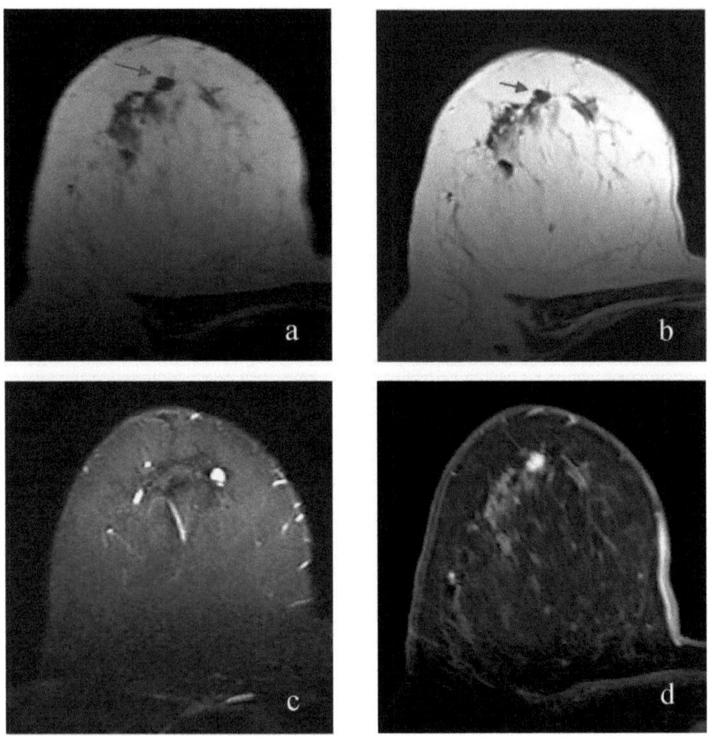

Fig. 46. Gânglio intramamário. (a) Sequência ponderada em T1 (b) Sequência ponderada em T2 (c) Sequência T2 Fat Sat (d) Sequência T1 injectada. Gânglio intramamário reniforme, de contornos nítidos e regulares, com hipossinal em T1 e T2, hipersinal em T2 Fat Sat e realce após injeção de meio de contraste com hilo adiposo em T1 e T2 com hipersinal (setas).

Apêndices

Apêndice 1: Categorias de avaliação da mamografia Bi-Rads®

BI-RADS 0: Avaliação incompleta que requer imagiologia adicional

BI-RADS 1: Mamografia normal

BI-RADS 2: Anomalia benigna.

BI-RADS 3: Anomalia provavelmente benigna, com um risco de malignidade < 2%, recomenda-se a monitorização a curto prazo.

BI-RADS 4: Suspeita de anomalia, com uma probabilidade de malignidade entre 3% e 95%, exigindo análise histológica.
4a = baixa probabilidade,
4b = probabilidade moderada,
4c = probabilidade elevada.

BI-RADS 5: Anomalia muito suspeita, com uma probabilidade de malignidade > 95%, exigindo remoção cirúrgica.

BI-RADS 6: Resultado histológico conhecido: malignidade comprovada.

Apêndice 2: Categorias de avaliação dos ultra-sons Bi-Rads

BI-RADS 0: Avaliação incompleta, necessitando de mais testes.

BI-RADS 1: Exame considerado estritamente normal

BI-RADS 2: Lesão(ões) benigna(s): quistos simples, gânglios linfáticos intra-mamários, implantes mamários, alterações pós-cirúrgicas estáveis, fibroadenomas prováveis estáveis.

BI-RADS 3: Anomalia provavelmente benigna. Sugestão de vigilância a curto prazo. Por exemplo: massas sólidas de contorno circunscrito, ovais, de orientação paralela (provável fibroadenoma), quistos complicados que não podem ser palpados, grupos de microcistos.

BI-RADS 4: Suspeita de anomalia, com uma probabilidade de malignidade entre 2 e 95%, exigindo análise histológica.

- 4a = probabilidade baixa $\geq$ 2% a < 10%,
- 4b = probabilidade moderada $\geq$ 10% a < 50%,
- 4c = probabilidade elevada $\geq$ 50 a < 95%.

BI-RADS 5: Anomalia altamente suspeita com uma probabilidade de malignidade > 95%, exigindo remoção cirúrgica.

BI-RADS 6: Achado histológico conhecido, malignidade comprovada

Referências

1. Boisserie-Lacroix M, Bokobsa J, Boutet G, Colle M, Hocké C, Le Treut A. Sénologie de l'enfant et de l'adolescente Médecine-Sciences Flammarion éd, Paris, 1998, 183 p.

2. Couturaud B, Fitoussi A. Anatomia/cirurgia do cancro da mama. Tratamento conservador, oncoplastia. Techniques chirurgicales gynécologie. Elsevier Masson; 2011; 4-7.

3. Chopier J, Jalaguier-Coudray A, Thomassin-Naggara I. Variações da mama normal. Aspectos mamográficos e ultra-sonográficos. EMC - RADIOLOGIA E IMAGEM MÉDICA : Genito-urinário - Gineco-obstétrico - Mamário 2011:1-16 [Artigo 34-800-A-15].

4. Brigitte M, Kamina P; Anatomie chirurgical du sein Cancer du sein. Elsevier Masson; 2007; 2-10.

5. Cardiff, R. D. e S. R. Wellings. "A patologia comparativa das glândulas mamárias de humanos e ratos". J Mammary Gland Biol Neoplasia; 1999; 4: 105-22.

6. Levy L. A mama normal e as suas variantes: cancros da mama. Mamografia e ultrassom mamário 2006.

7. Cartier JM, Bourjat P. A mama normal. Imagerie du sein : La pratique sénologique quotidienne 1998 ; 33-35.

8. Kopans DB. Anatomia, histologia, fisiologia e patologia: In Breast imaging. Philadelphia. Lippincott-Raven Publishers 1998; 3-27.

9. Heywang-Kobrunner S H, Schreer I, Bassler R, Perlet C, Viehweg P. Normal breast. Imagerie diagnostique du sein : Mammographie, échographie, IRM, techniques interventionnelles 2007 ; 183-202.

10. Garbay JR. Anatomia da mama e da região axilar. Cirurgia do Cancro da

Mama: Diagnóstico, Curativo e Reconstrutivo 1997; 3-17.

11. Berg JW.The significance of axillary node levels in the study of breast carcinoma.Cancer, 1955; 8: 776-8.

12. McNally, S. & Martin, F. Molecular regulators of pubertal mammary gland development. Ann. Med. 43, 212 R 34; 2011.

13. Kamina P. Anatomia ginecológica e obstétrica. Paris ; Maloine ; 1984 ; P459 ; 469 ; 471-476; 513.

14. Austin C. R e Short R. V. Hormonal Control of Reproduction. 2ª edição de Reproduction in Mammals, Vol.3. Cambridge: Cambridge University Press. 1984.

15. Baur A, Bahrs SD, Speck S, Wietek BM, Kremer B, Vogel U, et al. Ressonância magnética da mama de carcinoma ductal puro in situ: sensibilidade do diagnóstico e influência das características da lesão. Eur J Radiol 2013;82:1731-7.

16. Hammersleya JA, Partridgeb SC, Blitzera GC, Deitcha S, Rahbarb H. Gestão de lesões mamárias de alto risco encontradas em mamografia ou ultrassom: o valor da ressonância magnética com contraste para excluir malignidade. Clinical Imaging 49; 2018; 174180.

17. Andolina VF, Lillé SL, Willison KM, Mammographic Imaging. Um guia prático. 2a ed. Lippincott Williams and Wilkins; 2001.

18. Austin C. R e Short R. V. Hormonal Control of Reproduction. 2ª edição de Reproduction in Mammals, Vol.3. Cambridge: Cambridge University Press. 1984.

19. Faulconer LS, Parham CA, Connor DM, Kuzmiak C, et al. Efeito da compressão da mama na visibilidade das características da lesão com imagens melhoradas por difração. Acad Radiol 2010; 17 (4) : 433-40.

Epub 2009 Dec 29.

20. Kinzelin S. Posicionamento, a etapa fundamental do exame mamográfico. Imagerie du sein Elsevier Masson, 2012; 2: 19-27.

21. Mancuso S, Ottolenghi G. A projeção oblíqua no estudo radiológico da mama. Minerva Ginecol 1989; 41 (7): 325-8.

22. Konguth PJ, Rimer BK, Conaway MR, et al. Impact of patient-controlled compression on the mammography experience (Impacto da compressão controlada pelo paciente na experiência mamográfica). Radiology 1993; 186 (1): 99-102.

23. Muntz EP, Logan WW, Tamanho do ponto focal. E supressão de dispersão em mamografia de ampliação. AJR Am J Roentgenol 1979; 133 (3): 453-9.

24. Corsetti V, Houssami N, Ferrari A, Ghirardi M, Bellarosa S, Angelini O, et al. Rastreio mamário com ultra-sons em mulheres com mamas densas negativas para mamografia: evidências sobre a deteção incremental de cancro e falsos positivos, e custos associados. Eur J Cancer. 2008 Mar;44(4):539-44.

25. Athanasiou A, Tardivon A, Ollivier L, Thibault F, El Khoury C, Neuenschwander S. Como otimizar a ecografia mamária. Eur J Radiol. 2009 Jan;69(1):6-13.

26. Weinstein SP, Conant EF, Sehgal C. Technical advances in breast ultrasound imaging. Semin Ultrasound CT MR. 2006 Aug;27(4):273-83.

2 7.Sehgal CM, Weinstein SP, Arger PH, Conant EF. Uma revisão da ecografia mamária. J Mammary Gland Biol Neoplasia. 2006 Abr;11(2):113-23.

28. Amersham Health. Enciclopédia de Imagiologia Médica.

http://eu.aershamhealth/com/medcyclopaedia/

29. Clevert DA, Jung EM, Jungius KP, Ertan K, Kubale R. Value of tissue harmonic imaging (THI) and contrast harmonic imaging (CHI) in detection and characterisation of breast tumours. Eur Radiol 2007 ; 17 : 1-10.

30. Rosen EL, Soo MS. Sonografia de lesões mamárias por imagem harmónica de tecidos: análise de margens, conspicuidade e qualidade de imagem melhoradas em comparação com a ecografia convencional. Clin Imaging. 2001 Nov-Dez;25(6):379-84.

31. Athanasiou A, Balleyguier C. Novas técnicas de ecografia mamária. Imagerie de la Femme. 2007;17(4):247-54.

32. Huber S, Wagner M, Medl M, Czembirek H. Imagens espaciais compostas em tempo real em ultrassom de mama. Ultrasound Med Biol 2002; 28: 155-63.

33. Cha JH, Moon WK, Cho N, Chung SY, Park SH, Park JM, et al. Differentiation of benign from malignant solid breast masses: conventional US versus compound imaging. Radiology 2005;237:841-6.

34. Balu-Maestro C. Noções básicas de ultrassom de mama. Imager ie du sein. Paris : Elsevier-Masson ; 2012. p. 101-17.

35. Dickinson RJ, Hill CR. Medição do movimento de tecidos moles usando a correlação entre varreduras A. Ultrasound Med Biol 1982;8(3):263-71.

36. Krouskop TA, Dougherty DR, Vinson FS. Um sistema ultrassónico de Doppler pulsado para efetuar medições não invasivas das propriedades mecânicas dos tecidos moles. J Rehabil Res Dev 1987;24(2):1-8.

37. Youk JH, Gweon HM, Son EJ. Elastografia por ondas de cisalhamento em ultrassonografia mamária: o estado da arte. Ultrasonography. 2017

Oct;36(4):300-309. doi: 10.14366/usg.17024.

38. Tristant H, Benmussa M, Bokobsa J, Elbaz P. Variação da mama normal: aspectos mamográficos e ultra-sonográficos. Encycl Méd Chir 1994; 810-G-15.

3 9. Sardanelli F, Boetes C, Borisch B, Decker T, Federico M, Gilbert FJ, et al. Magnetic resonance imaging of the breast: recommendations from the EUSOMA working group. Eur J Cancer. 2010 May;46(8):1296-316.

40. El Khouli RH, Macura KJ, Kamel IR, Bluemke DA, Jacobs MA. Os efeitos da aplicação da compressão da mama em imagens de RM com contraste dinâmico. Radiologia 2014;272:79-90.

41. Wilkinson J, Appleton CM, Margenthaler JA. Utilidade da ressonância magnética da mama para avaliação da doença residual após biópsia excisional. J Surg Res 2011;170:233-9.

42. Lee JM, Orel SG, Czerniecki BJ, Solin LJ, Schnall MD. MRI antes da cirurgia de reexcisão em doentes com cancro da mama. AJR Am J Roentgenol 2004;182:473-80.

4 3. Orel SG, Reynolds C, Schnall MD, Solin LJ, Fraker DL, Sullivan DC. Carcinoma da mama: imagiologia por RM antes da biopsia re-excisional. Radiology 1997;205:429-36.

44. Kuhl C. O estado atual da imagiologia por RM da mama. Parte I. Escolha da técnica, interpretação da imagem, precisão do diagnóstico e transferência para a prática clínica. Radiology. 2007 Aug;244(2):356-78.

45. Mann RM, Kuhl CK, Kinkel K, Boetes C. Ressonância magnética da mama: directrizes da Sociedade Europeia de Imagiologia da Mama. Eur Radiol 2008;18:1307-18.

4 6. Szumowski J, Coshow W, Li F, Coombs B, Quinn SF. Método Double-echo three-point-Dixon para supressão de gordura por RM. Magn Reson

Med 1995;34(1):120-4.

4 7.Sharma U, Danishad KK, Seenu V, Jagannathan NR. Estudo longitudinal da avaliação por RMN e imagens ponderadas por difusão da resposta tumoral em doentes com cancro da mama localmente avançado submetidas a quimioterapia neoadjuvante. NMR Biomed 2009;22:104-13.

4 8.Iacconi C, Giannelli M, Marini C, Cilotti A, Moretti M, Viacava P, et al. O papel da difusividade média (MD) como índice preditivo da resposta à quimioterapia no cancro da mama localmente avançado: um estudo preliminar. Eur Radiol 2010;20:303-8.

49. Negendank W. Estudos de tumores humanos por MRS: uma revisão. NMR Biomed 1992;5(5):303-24.

50. Bartella L, Morris EA, Dershaw DD, Liberman L, Thakur SB, Moskowitz C, et al. A espetroscopia de protões MR com pico de colina como marcador de malignidade melhora o valor preditivo positivo para o diagnóstico do cancro da mama: estudo preliminar. Radiology 2006;239(3):686-92.

51. Baek HM, Chen JH, Nalcioglu O, Su MY. Espectroscopia de RM de protões para monitorizar a resposta precoce do tratamento do cancro da mama à quimioterapia neo-adjuvante. Ann Oncol 2008;19(5): 1022-4.

52. Kuhl CK, Mielcareck P, Klaschik S, Leutner C, Wardelmann E, Gieseke J, Schild HH. Dynamic breast MR imaging: are signal intensity time course data useful for differential diagnosis of enhancing lesions? Radiology. 1999 Apr;211(1):101-10.

53. Chopier J, Salem C, Billières P, Balleyguier C. Variação da mama normal: aspectos mamográficos e ecográficos. Encycl Méd Chir 2003;

34-800-A-15.

54. Goumot PA, Bremond A, Dilhuydy MH, et al. A leitura mamográfica: Sémiologie le sein normal. O Sangue: Imagem do Filho 1993.

55. Tabar L, Dean PB. Princípios básicos do diagnóstico mamográfico. Diagn Imaging Clin Med 1985; 54 (3-4).

56. Meyer JE, Ferraro FA, Frenna TH, Di Piro PJ, Denison CM. Aparência mamográfica de gânglios linfáticos intramamários normais numa localização atípica. AJR Am J Roentgenol 1993; 161: 779-780.

57. Wolfe JN.Estudo do parênquima mamário por mamografia na mulher normal e naquelas com doença benigna e maligna da mama. Radiologia 1967; 89: 210-215

58. Davros WJ, Madsen EL, Zagzebski JA. Deteção de massa mamária por US: um estudo fantasma. Radiologia 1985; 156: 773-775.

59. D'Orsi CJ et al. ACR BI-RADS -Æ Atlas, Sistema de Relatórios e Dados de Imagiologia da Mama. Reston, VA, Colégio Americano de Radiologia; 2013.

60. Jokich PM, Monticciolo DL, Adler YT. Ultrassonografia da mama. Radiol Clin North Am 1992; 30: 993-1009.

61. Michelin J, Levy L. A mama normal e as suas variantes: Ecografia mamária de diagnóstico e de intervenção. Coleção de imagiologia radiológica. Masson, 1999; 9-13.

62. Neel-Paprocki V. Lembretes eco-anatómicos. Le Sein, 1994; 4: 73-77.

63. Garbay JR. Anatomia da mama e da região axilar. Cirurgia do Cancro da Mama: Diagnóstico, Curativo e Reconstrutivo 1997; 3-17.

64. Gallardo X, Sentis M, Castaner E, et al. Realce dos gânglios linfáticos intramamários com hiperplasia linfoide: uma potencial armadilha na RM da mama. Eur Radiol. 1998;8: 1662-5.

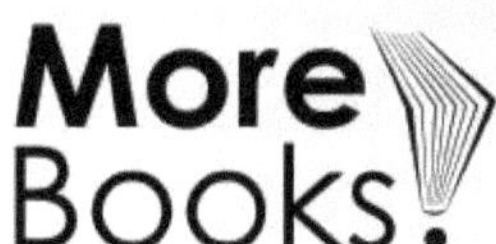

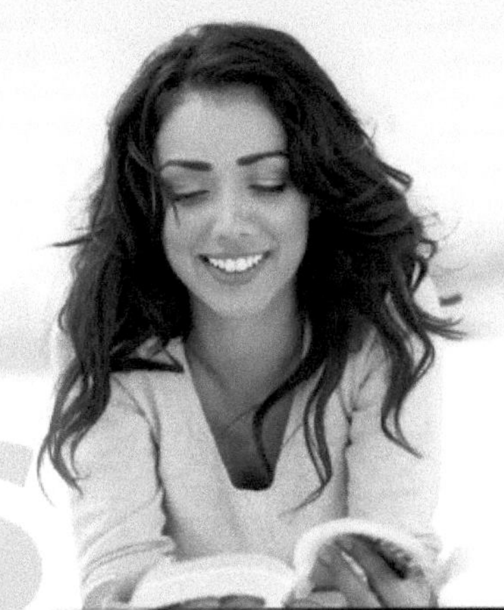

yes
I want morebooks!

Buy your books fast and straightforward online - at one of world's fastest growing online book stores! Environmentally sound due to Print-on-Demand technologies.

Buy your books online at
www.morebooks.shop

Compre os seus livros mais rápido e diretamente na internet, em uma das livrarias on-line com o maior crescimento no mundo! Produção que protege o meio ambiente através das tecnologias de impressão sob demanda.

Compre os seus livros on-line em
www.morebooks.shop

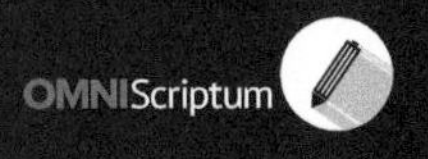

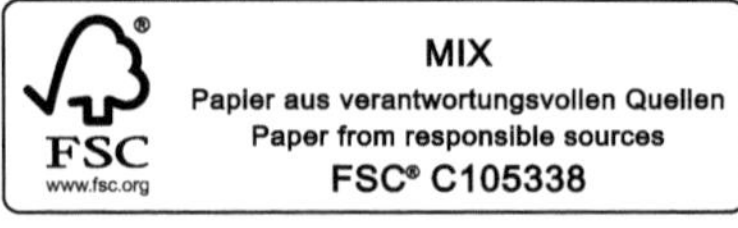

Printed by Books on Demand GmbH, Norderstedt / Germany